U0641493

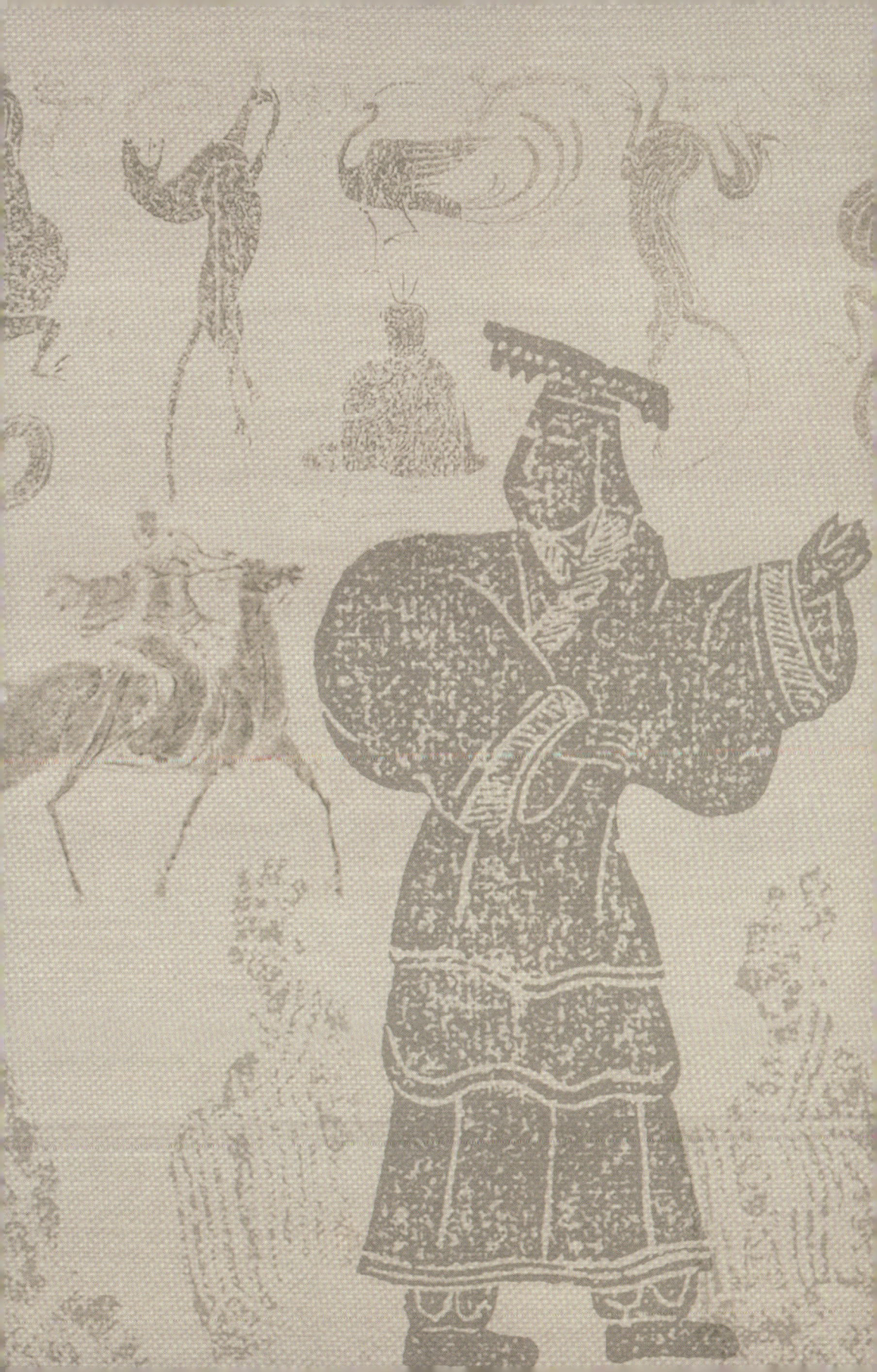

中国古医籍整理丛书

医学碎金

明·周　礼　著

钱俊华　毕　丹　周鸿飞
何淼泉　韩　骏　钱苏海　校注

中国中医药出版社
·北　京·

图书在版编目（CIP）数据

医学碎金/（明）周礼著；钱俊华等校注.—北京：中国中医药出版社，2015.1（2021.1重印）

（中国古医籍整理丛书）

ISBN 978-7-5132-2255-6

Ⅰ.①医… Ⅱ.①周… ②钱… Ⅲ.①中国医药学－中国－明代 Ⅳ.①R2-52

中国版本图书馆 CIP 数据核字（2014）第 313143 号

中 国 中 医 药 出 版 社 出 版

北京经济技术开发区科创十三街 31 号院二区 8 号楼

邮政编码 100176

传真 010 64405721

廊坊市祥丰印刷有限公司印刷

各地新华书店经销

*

开本 710×1000 1/16 印张 6.75 字数 48 千字

2015 年 1 月第 1 版 2021 年 1 月第 2 次印刷

书 号 ISBN 978-7-5132-2255-6

*

定价 20.00 元

网址 www.cptcm.com

如有印装质量问题请与本社出版部调换（010-64405510）

版权专有 侵权必究

社长热线 010 64405720

购书热线 010 64065415 010 64065413

微信服务号 zgzyycbs

书店网址 csln. net/qksd/

官方微博 http://e. weibo. com/cptcm

淘宝天猫网址 http://zgzyycbs. tmall. com

国家中医药管理局
中医药古籍保护与利用能力建设项目
组织工作委员会

主 任 委 员 王国强

副 主 任 委 员 王志勇　李大宁

执 行 主 任 委 员 曹洪欣　苏钢强　王国辰　欧阳兵

执行副主任委员 李　昱　武　东　李秀明　张成博

委　　　　员

各省市项目组分管领导和主要专家

（山东省）武继彪　欧阳兵　张成博　贾青顺

（江苏省）吴勉华　周仲瑛　段金廒　胡　烈

（上海市）张怀琼　季　光　严世芸　段逸山

（福建省）阮诗玮　陈立典　李灿东　纪立金

（浙江省）徐伟伟　范永升　柴可群　盛增秀

（陕西省）黄立勋　呼　燕　魏少阳　苏荣彪

（河南省）夏祖昌　刘文第　韩新峰　许敬生

（辽宁省）杨关林　康廷国　石　岩　李德新

（四川省）杨殿兴　梁繁荣　余曙光　张　毅

各项目组负责人

王振国（山东省）　王旭东（江苏省）　张如青（上海市）

李灿东（福建省）　陈勇毅（浙江省）　焦振廉（陕西省）

蔡永敏（河南省）　鞠宝兆（辽宁省）　和中浚（四川省）

项目专家组

顾　问	马继兴	张灿玾	李经纬		
组　长	余瀛鳌				
成　员	李致忠	钱超尘	段逸山	严世芸	鲁兆麟
	郑金生	林端宜	欧阳兵	高文柱	柳长华
	王振国	王旭东	崔　蒙	严季澜	黄龙祥
	陈勇毅	张志清			

项目办公室（组织工作委员会办公室）

主　任	王振国	王思成			
副主任	王振宇	刘群峰	陈榕虎	杨振宁	朱毓梅
	刘更生	华中健			
成　员	陈丽娜	邱　岳	王　庆	王　鹏	王春燕
	郭瑞华	宋咏梅	周　扬	范　磊	张永泰
	罗海鹰	王　爽	王　捷	贺晓路	熊智波
秘　书	张丰聪				

前 言

中医药古籍是传承中华优秀文化的重要载体，也是中医学传承数千年的知识宝库，凝聚着中华民族特有的精神价值、思维方法、生命理论和医疗经验，不仅对于传承中医学术具有重要的历史价值，更是现代中医药科技创新和学术进步的源头和根基。保护和利用好中医药古籍，是弘扬中国优秀传统文化、传承中医学术的必由之路，事关中医药事业发展全局。

1949 年以来，在政府的大力支持和推动下，开展了系统的中医药古籍整理研究。1958 年，国务院科学规划委员会古籍整理出版规划小组在北京成立，负责指导全国的古籍整理出版工作。1982 年，国务院古籍整理出版规划小组召开全国古籍整理出版规划会议，制定了《古籍整理出版规划（1982—1990）》，卫生部先后下达了两批 200 余种中医古籍整理任务，掀起了中医古籍整理研究的新高潮，对中医文化与学术的弘扬、传承和发展，发挥了极其重要的作用，产生了不可估量的深远影响。

2007 年《国务院办公厅关于进一步加强古籍保护工作的意见》明确提出进一步加强古籍整理、出版和研究利用，以及

"保护为主、抢救第一、合理利用、加强管理"的方针。2009年《国务院关于扶持和促进中医药事业发展的若干意见》指出，要"开展中医药古籍普查登记，建立综合信息数据库和珍贵古籍名录，加强整理、出版、研究和利用"。《中医药创新发展规划纲要（2006—2020）》强调继承与创新并重，推动中医药传承与创新发展。

2003~2010年，国家财政多次立项支持中国中医科学院开展针对性中医药古籍抢救保护工作，在中国中医科学院图书馆设立全国唯一的行业古籍保护中心，影印抢救濒危珍本、孤本中医古籍1640余种；整理发布《中国中医古籍总目》；遴选351种孤本收入《中医古籍孤本大全》影印出版；开展了海外中医古籍目录调研和孤本回归工作，收集了11个国家和2个地区137个图书馆的240余种书目，基本摸清流失海外的中医古籍现状，确定国内失传的中医药古籍共有220种，复制出版海外所藏中医药古籍133种。2010年，国家财政部、国家中医药管理局设立"中医药古籍保护与利用能力建设项目"，资助整理400余种中医药古籍，并着眼于加强中医药古籍保护和研究机构建设，培养中医古籍整理研究的后备人才，全面提高中医药古籍保护与利用能力。

在此，国家中医药管理局成立了中医药古籍保护和利用专家组和项目办公室，专家组负责项目指导、咨询、质量把关，项目办公室负责实施过程的统筹协调。专家组成员对古籍整理研究具有丰富的经验，有的专家从事古籍整理研究长达70余年，深知中医药古籍整理研究的重要性、艰巨性与复杂性，履行职责认真务实。专家组从书目确定、版本选择、点校、注释等各方面，为项目实施提供了强有力的专业指导。老一辈专家的学术水平和智慧，是项目成功的重要保证。项目承担单位山东中医药大学、南京中医药大学、上海中医药大学、福建中医药大学、浙江省中医药研究院、陕西省中医药研究院、河南省中医药研究院、辽宁中医药大学、成都中医药大学及所在省市中医药管理部门精心组织，充分发挥区域间互补协作的优势，并得到承担项目出版工作的中国中医药出版社大力配合，全面推进中医药古籍保护与利用网络体系的构建和人才队伍建设，使一批有志于中医学术传承与古籍整理工作的人才凝聚在一起，研究队伍日益壮大，研究水平不断提高。

本着"抢救、保护、发掘、利用"的理念，该项目重点选择近60年未曾出版的重要古医籍，综合考虑所选古籍的保护价值、学术价值和实用价值。400余种中医药古籍涵盖了医经、基础理论、诊法、伤寒金匮、温病、本草、方书、内科、外科、女科、儿科、伤科、眼科、咽喉口齿、针灸推拿、养生、医案医话医论、医史、临证综合等门类，跨越唐、宋、金元、明以迄清末。全部古籍均按照项目办公室组织完成的行业标准《中医古籍整理规范》及《中医药古籍整理细则》进行整理校注，绝大多数中医药古籍是第一次校注出版，一批孤本、稿本、抄本更是首次整理面世。对一些重要学术问题的研究成果，则集中收录于各书的"校注说明"或"校注后记"中。

"既出书又出人"是本项目追求的目标。近年来，中医药古籍整理工作形势严峻，老一辈逐渐退出，新一代普遍存在整理研究古籍的经验不足、专业思想不坚定等问题，使中医古籍整理面临人才流失严重、青黄不接的局面。通过本项目实施，搭建平台，完善机制，培养队伍，提升能力，经过近5年的建设，锻炼了一批优秀人才，老中青三代齐聚一堂，有效地稳定了研究队伍，为中医药古籍整理工作的开展和中医文化与学术的传承提供必备的知识和人才储备。

本项目的实施与《中国古医籍整理丛书》的出版，对于加强中医药古籍文献研究队伍建设、建立古籍研究平台，提高古籍整理水平均具有积极的推动作用，对弘扬我国优秀传统文化，推进中医药继承创新，进一步发挥中医药服务民众的养生保健与防病治病作用将产生深远影响。

第九届、第十届全国人大常委会副委员长许嘉璐先生，国家卫生计生委副主任、国家中医药管理局局长、中华中医药学会会长王国强先生，我国著名医史文献专家、中国中医科学院马继兴先生在百忙之中为丛书作序，我们深表敬意和感谢。

由于参与校注整理工作的人员较多，水平不一，诸多方面尚未臻完善，希望专家、读者不吝赐教。

国家中医药管理局中医药古籍保护与利用能力建设项目办公室
二〇一四年十二月

许 序

　　"中医"之名立，迄今不逾百年，所以冠以"中"字者，以别于"洋"与"西"也。慎思之，明辨之，斯名之出，无奈耳，或亦时人不甘泯没而特标其犹在之举也。

　　前此，祖传医术（今世方称为"学"）绵延数千载，救民无数；华夏屡遭时疫，皆仰之以度困厄。中华民族之未如印第安遭染殖民者所携疾病而族灭者，中医之功也。

　　医兴则国兴，国强则医强。百年运衰，岂但国土肢解，五千年文明亦不得全，非遭泯灭，即蒙冤扭曲。西方医学以其捷便速效，始则为传教之利器，继则以"科学"之冕畅行于中华。中医虽为内外所夹击，斥之为蒙昧，为伪医，然四亿同胞衣食不保，得获西医之益者甚寡，中医犹为人民之所赖。虽然，中国医学日益陵替，乃不可免，势使之然也。呜呼！覆巢之下安有完卵？

　　嗣后，国家新生，中医旋即得以重振，与西医并举，探寻结合之路。今也，中华诸多文化，自民俗、礼仪、工艺、戏曲、历史、文学，以至伦理、信仰，皆渐复起，中国医学之兴乃属必然。

迄今中医犹为国家医疗系统之辅，城市尤甚。何哉？盖一则西医赖声、光、电技术而于 20 世纪发展极速，中医则难见其进。二则国人惊羡西医之"立竿见影"，遂以为其事事胜于中医。然西医已自觉将入绝境：其若干医法正负效应相若，甚或负远逾于正；研究医理者，渐知人乃一整体，心、身非如中世纪所认定为二对立物，且人体亦非宇宙之中心，仅为其一小单位，与宇宙万象万物息息相关。认识至此，其已向中国医学之理念"靠拢"矣，虽彼未必知中国医学何如也。唯其不知中国医理何如，纯由其实践而有所悟，益以证中国之认识人体不为伪，亦不为玄虚。然国人知此趋向者，几人？

国医欲再现宋明清高峰，成国中主流医学，则一须继承，一须创新。继承则必深研原典，激清汰浊，复吸纳西医及我藏、蒙、维、回、苗、彝诸民族医术之精华；创新之道，在于今之科技，既用其器，亦参照其道，反思己之医理，审问之，笃行之，深化之，普及之，于普及中认知人体及环境古今之异，以建成当代国医理论。欲达于斯境，或需百年欤？予恐西医既已醒悟，若加力吸收中医精粹，促中医西医深度结合，形成 21 世纪之新医学，届时"制高点"将在何方？国人于此转折之机，能不忧虑而奋力乎？

予所谓深研之原典，非指一二习见之书、千古权威之作；就医界整体言之，所传所承自应为医籍之全部。盖后世名医所著，乃其秉诸前人所述，总结终生行医用药经验所得，自当已成今世、后世之要籍。

盛世修典，信然。盖典籍得修，方可言传言承。虽前此 50 余载已启医籍整理、出版之役，惜旋即中辍。阅 20 载再兴整理、出版之潮，世所罕见之要籍千余部陆续问世，洋洋大观。

今复有"中医药古籍保护与利用能力建设"之工程，集九省市专家，历经五载，董理出版自唐迄清医籍，都400余种，凡中医之基础医理、伤寒、温病及各科诊治、医案医话、推拿本草，俱涵盖之。

噫！璐既知此，能不胜其悦乎？汇集刻印医籍，自古有之，然孰与今世之盛且精也！自今而后，中国医家及患者，得览斯典，当于前人益敬而畏之矣。中华民族之屡经灾难而益蕃，乃至未来之永续，端赖之也，自今以往岂可不后出转精乎？典籍既蜂出矣，余则有望于来者。

谨序。

第九届、十届全国人大常委会副委员长

许嘉璐

二〇一四年冬

王 序

　　中医学是中华民族在长期生产生活实践中，在与疾病作斗争中逐步形成并不断丰富发展的医学科学，是中国古代科学的瑰宝，为中华民族的繁衍昌盛作出了巨大贡献，对世界文明进步产生了积极影响。时至今日，中医学作为我国医学的特色和重要医药卫生资源，与西医学相互补充、相互促进、协调发展，共同担负着维护和促进人民健康的任务，已成为我国医药卫生事业的重要特征和显著优势。

　　中医药古籍在存世的中华古籍中占有相当重要的比重，不仅是中医学术传承数千年最为重要的知识载体，也是中医为中华民族繁衍昌盛发挥重要作用的历史见证。中医药典籍不仅承载着中医的学术经验，而且蕴含着中华民族优秀的思想文化，凝聚着中华民族的聪明智慧，是祖先留给我们的宝贵物质财富和精神财富。加强对中医药古籍的保护与利用，既是中医学发展的需要，也是传承中华文化的迫切要求，更是历史赋予我们的责任。

　　2010 年，国家中医药管理局启动了中医药古籍保护与利用能力建设项目。这既是传承中医药的重要工程，也是弘扬优秀民族文化的重要举措，不仅能够全面推进中医药的有效继承和创新发展，为维护人民健康做出贡献，也能够彰显中华民族的璀璨文化，为实现中华民族伟大复兴的中国梦作出贡献。

相信这项工作一定能造福当今，嘉惠后世，福泽绵长。

国家卫生和计划生育委员会副主任

国家中医药管理局局长

中华中医药学会会长

王国强

二〇一四年十二月

马 序

　　新中国成立以来，党和国家高度重视中医药事业发展，重视古籍的保护、整理和研究工作。自 1958 年始，国务院先后成立了三届古籍整理出版规划小组，分别由齐燕铭、李一氓、匡亚明担任组长，主持制订了《整理和出版古籍十年规划（1962—1972）》《古籍整理出版规划（1982—1990）》《中国古籍整理出版十年规划和"八五"计划（1991—2000）》等，而第三次规划中医药古籍整理即纳入其中。1982 年 9 月，卫生部下发《1982—1990 年中医古籍整理出版规划》，1983 年 1 月，中医古籍整理出版办公室正式成立，保证了中医古籍整理出版规划的实施。2002 年 2 月，《国家古籍整理出版"十五"（2001—2005）重点规划》经新闻出版署和全国古籍整理出版规划领导小组批准，颁布实施。其后，又陆续制定了国家古籍整理出版"十一五"和"十二五"重点规划。国家财政多次立项支持中国中医科学院开展针对性中医药古籍抢救保护工作，文化部在中国中医科学院图书馆专门设立全国唯一的行业古籍保护中心，国家先后投入中医药古籍保护专项经费超过 3000 万元，影印抢救濒危珍、善、孤本中医古籍1640余种，开展了海外中医古籍目录调研和孤本回归工作。2010年，国家财政部、国家中医药管理局安排国家公共卫生专项资金，设立了"中医药古籍保护与利用能力建设项目"，这是继1982～1986年第一批、第二批重要中医药古籍整理之后的又一次大规模古籍整理工程，重点整理新中国成立后未曾出版的重要古籍，目标是形成并普及规范的通行本、传世本。

为保证项目的顺利实施，项目组特别成立了专家组，承担咨询和技术指导，以及古籍出版之前的审定工作。专家组中的许多成员虽逾古稀之年，但老骥伏枥，孜孜不倦，不仅对项目进行宏观指导和质量把关，更重要的是通过古籍整理，以老带新，言传身教，培养一批中医药古籍整理研究的后备人才，促进了中医药古籍保护和研究机构建设，全面提升了我国中医药古籍保护与利用能力。

作为项目组顾问之一，我深感中医药古籍保护、抢救与整理工作的重要性和紧迫性，也深知传承中医药古籍整理经验任重而道远。令人欣慰的是，在项目实施过程中，我看到了老中青三代的紧密衔接，看到了大家的坚持和努力，看到了年轻一代的成长。相信中医药古籍整理工作的将来会越来越好，中医药学的发展会越来越好。

欣喜之余，以是为序。

中国中医科学院研究员

马继兴

二〇一四年十二月

校注说明

一、作者生平事略

周礼，明代医家。字正伦，号梅屋老人，番易（今江西鄱阳）人。生卒年月不详。幼习儒业，长研医术。行医三四十年，探究《内经》，精研诸方不倦。遇有名医，辄往请教，得其方书之善者，抄录以备忘。永乐年间任迪功郎良医所良医正期间，考虑初习医者，一时难以登堂，遂取《难经》《素问》与历代名医著述，撷其精要，并附己见，撰成《医学碎金》四卷（1415年），以授诸生。

二、版本简况

《中国中医古籍总目》中收录了《医学碎金》两个版本，经实地调研发现两者为同一版本，即明万历二十年（1592）虎林胡氏文会堂刻本。清代时，出现了《医学碎金》的手抄本，系清人据胡氏文会堂刻本手抄而成。1989年中医古籍出版社出版了《寿养丛书》，内含《医学碎金》，系清人手抄本的影印本。1997年中国中医药出版社出版了《寿养丛书全集》，内含经校注的《医学碎金》。

三、校注方法

本次整理以明万历二十年（1592）虎林胡氏文会堂刻本为底本，中国中医药出版社出版的《寿养丛书全集》（其校勘的底本为清人的手抄本）中的校注本为主校本（简称"全集本"）校注而成。贯彻古籍整理"继承发扬、整理提高、古为今用"的精神，对本书进行标点、校勘、注释等，在保持本书原貌的前提下，力求有新的提高，使之更切实用。

1. 校勘采取"四校"（对校、本校、他校、理校）综合运用的方法，一般以对校、他校为主，辅以本校，理校少用。

2. 底本与校本文字不一，若显系底本错讹而校本正确者，则据校本改正或增删底本原文，并出校记；若难以肯定何者为是，但以校本文义较胜而有一定参考价值，或两者文字均有可取需要并存者，则出校记，说明互异之处，但不改动底本原文。

3. 对难读难认的字，注明读音，一般采取拼音和直音相结合的方法标明之，即拼音加同音汉字。

4. 书中除保留有特殊意义的繁体字外，一般繁体字均改为简体字。

5. 书中明显的笔画之误径改不出注：如汪，为"注"；戉，为"戍"；已，为"巳"；夸，为"兮"；白，为"自"等。

6. 书中的异体字径改为通行字，不出校：如翫，同"玩"；踰，同"逾"；澣，同"浣"；瘖，同"喑"；蚏，同"蛆"等。

7. 书中的通假字，于首见处出注。

序

　　原夫医道之来尚①矣，自神农尝百草而始有医药，继至轩岐问答而成《素问》《灵枢》之书，俾运气之推迁，脏腑之虚实，标本之病能②，垂训万世，真有以措③斯民于无札瘥④横夭之患矣。迨及伊尹述《汤液本草》而神农之功著，秦越人著《难经》而《素问》之理明，然越人去古未远，意旨周密，人未易晓。至于汉、晋、唐，若张长沙制伤寒《活人书》、王叔和著⑤《脉诀》、孙思邈著《千金》诸方而斯理始昭然矣。沿至辽宋，刘守真、张洁古、李东垣、张子和辈迭出，无非所以阐明夫前贤往圣之妙旨为言，而斯理又大彰矣，则医之为书可谓备矣，活人之方可谓尽矣，其济人利物之功，岂小补云？惜乎后之学医者，见其卷帙繁挐⑥，理趣渊微，议论玄远，虽常观读，犹未得旨。至使或有求意而不得者，亦有弃而不用者，苟以医鸣于世，不过执以方书，对证发药尔。岂知年之运气，时之胜复，及标本虚实之由，脏腑邪正之能哉？

---

　　① 尚：久远。

　　② 病能：病之形态，即病证之临床表现。能，通"态（態）"。

　　③ 措：安放，如《外科发挥·叙》云："吾儒以推己及物求仁，而欲措天下于仁寿之域。"

　　④ 札瘥（cuó 痤）：疫病。"札"原作"扎"，据文义改，《左传·昭公四年》云："疠疾不降，民不夭札"。

　　⑤ 著：原作"注"，据全集本改，下同。

　　⑥ 繁挐（rú 如）：亦作"烦挐"、"烦挐"，意为纷繁杂乱。

噫！真可谓弃本而逐末，盲己而诬人者矣。夫人之生死系于医，医之本原出于经，苟舍经而他求，其害岂可胜言？余幼习儒书，长究医业，浪迹江湖间三四十年，探考《枢》《素》，绎络群方，未尝敢怠，遇有名医，辄往请益，得其方书之善者，则拜受钞录，惟恐有失，迨兹暮年尚有欠焉，此盖由余之资钝质愚故耳。

幸遇圣朝恩弥六合，濡及蒿莱①，叨授②良医正③。领职以来，战战兢兢，欲图补报，将何能哉？荷蒙贤王体天地生物之心为心，法皇上好生之德为德。尝谕护卫，遴选聪明俊逸子弟，委臣礼等教授轩岐诸家之书，愚切④有惧焉！何？患⑤弟子初学，非惟一时不能以造其微，而尤恐有类向之盲己诬人之患者。是以忘其固陋，每遇公暇，辄于《难经》《素问》与夫历代名医书中搜索玄微，撮其切要，间亦窃附己意，撰成歌括，次第成帙，以授诸生，使其读取数句以上，则一脏腑之理涣然矣。斯其易学而易精，将见得之于心，应之于手，使方寸无疑，俾人生有赖，是亦小补云尔。书成，目之曰《医学碎金》。诸生倘

---

① 蒿莱：野草，杂草，生于田野，因喻平民。
② 叨（tāo 涛）授：承受、承担。叨，受人恩惠以表感谢的谦词，含"承受"之意，如《杂病治例·序》云："予读儒书，叨承上命，而为民牧，敢不以济人利物为心乎？"
③ 良医正：明朝官职名。明代各潘王府均设有良医所，主管王府医疗保健，其中设良医正、良医副各一人。清代沿用。
④ 切：表示自己的谦词，常与自称谦词"愚"合用。
⑤ 患：担忧。

以予言不耄①，玩读详味，久自得之，使扞格②之病无，而微妙之理得，则一旦豁然贯通矣。岂不由碎金之投炉，煅炼溶化，欲成其器，一火而就乎？虽然，斯理也，乌可自谓之至哉？但俟同志恕予白首狂简③，改而正之，斯其美矣。于是乎书。

永乐十三年岁次乙未春二月上浣④日
迪功郎⑤良医所良医正梅屋老人周礼自序

---

① 耄（mào 冒）：老，昏乱，此指言语错乱。
② 扞（hàn 汗）格：原作"扞格"，据文义改，原义为过于坚硬而难以深入，引申为相互抵触、前后矛盾。
③ 狂简：急于求成而处事疏阔。狂，气势超出常度；简，处事流于疏阔。
④ 浣：中国唐代定制，官吏十天一次休息沐浴，每月分为上、中、下浣，后借作上旬、中旬、下旬之别称。
⑤ 迪功郎：明代官阶名，为正八品。

目 录

卷之四

卷之一

论人之育孕胚胎

且如一昼夜，人受真气八百一十丈。积之一月，计二万四千三十丈。其气蒸育胚胎，精血始凝，溟涬①混沌。受气二月，孕秀胎结，男女始分其形。受气三月，三焦品位，脾胃已成。受气四月，尻骨始露，筋络罗布。受气五月，五脏生成，孔窍开辟。受气六月，六腑配合，十二经成。受气七月，三焦气辟，五脏六腑、七孔、八骸、九窍、骨筋肉脉、孙络、精血、皮肤、毛髮、爪甲具焉。受气八月，荣卫通流，随母呼吸。受气九月，神全气足，魂魄安舍。十月受足真气，男女受胎共二十四万三千丈，气变神灵，天命入体，胎结解根，即遂诞生。

又曰：一月精血凝，二月形似盆，三月成三魂，四月成七魄，五月分五脏，六月定六腑，七月开七窍，八月神识具，九月宫室布，十月气满足。

又曰：一月如草头露，二月如桃花，三月男女分，四月形象备，五月骨骼成，六月毛发生，七月动右手，八月动左手，九月谷气入胃，十月神具足而降生。

---

① 溟涬（míngxìng 暝幸）：天体未形成前之浑然元气，此指人体未成形之前的一种混沌状态。

夫脾胃者阴阳之男女，左右者阴阳之道路，呼吸者阴阳之出入，脉息者阴阳之权衡，至数者阴阳之度数也。

五脏主五窍

肝主眼，心主舌，脾主口，肺主鼻，肾主耳。

五脏所藏

肝藏魂，心藏神，脾藏意，肺藏魄，肾藏志。

五脏声、色、臭、味、液，一脏有五，五五二十五，乃五行错综之道也。

肝，呼、青、臊、酸、泪，通于眼目也；心，笑、赤、焦、苦、汗，泄于皮腠也；脾，歌、黄、香①、甘、涎，溢于口唇也；肺，哭、白、腥②、辛、涕，润于鼻窍也；肾，呻、黑、腐、咸、唾，生于牙齿也。

三焦定位

上焦在膻中，中焦在中脘，下焦在膀胱上口。

三焦所统

三焦者，百骸之枢纽，九窍之通衢，五脏之关会，六

---

① 香：原作"臭"，据文义改。《素问·六节藏象论篇》云："天以五气食人者，臊气凑肝，焦气凑心，香气凑脾，腥气凑肺，腐气凑肾也。"

② 腥：此后原衍"臭"字，据文义删。

腑之要津。

五脏所恶

心恶热，热则脉溃浊；肺恶寒，寒则气留滞；肝恶风，风则筋燥急；脾恶湿，湿则肉痿肿；肾恶燥，燥则精竭涸。是谓五恶。

五脏五禁，又谓五裁

肝病禁辛，心病禁咸，脾病禁酸，肺病禁苦，肾病禁甘。以上口嗜而欲食之，不可多也，必自裁之，命曰五裁。

五脏受病禁食

肝病无多食酸，食酸则肉胝朒①而唇揭②；心病无多食苦，食苦则皮槁而毛拔；脾病无多食甘，食甘则骨痛而发落；肺病无多食辛；食辛则筋急而爪枯；肾病无多食咸，食咸则脉凝泣音涩而变色③。

五脏生成

诸脉者皆属于目，脉者血之府；诸髓者皆属于脑，脑者髓之海；诸筋者皆属于节，筋气坚结，皆络于骨节之间

① 朒（zhù 祝）：皱缩。
② 揭：掀起。
③ 色：原作"也"，据《素问·五脏生成篇》改。

也；诸血者皆属于心，血居脉内，故属于心也；诸气者皆属于肺，肺脏主①气故也。

五脏所劳

尽神度量劳于肝，肝劳伤血，血少筋干；曲运神机劳于心，心劳脉损，脉损神怯；意外致思劳于脾，脾劳意损，意损肉脱；预事而忧劳于肺，肺劳气耗，气耗生喘；矜持志节劳于肾，肾劳髓稀，髓稀骨痿。

五脏五虚

肝虚，气入而为目昏；心虚，气入而为荡；肺虚，气入而为喘；肾虚，气入而为腰痛；脾虚，谷气不入则为肉削。

五气所病

胃为气逆为哕②为恐，大肠小肠为泄，下焦溢为水，膀胱不利为癃<small>小便浊也</small>，不约为遗溺，胆为怒，是谓五病。

五邪所乱

邪入于阳则狂，邪入于阴则痹，搏阳为巅疾<small>巅为首疾</small>，搏阴则为喑③，阳入之阴则静，阴出之阳则怒。以上是谓

---

① 主：原作"三"，据文义改。
② 哕（yuě）：原作"喊"，据《素问·宣明五气篇》改。
③ 喑：哑。

五乱①。

五劳所伤

久视伤血，劳于心也，心主血，故如是；久卧伤气，劳于肺也，肺主气，故如是；久坐伤肉，劳于脾也，脾主肉，故如是；久立伤骨，劳于肾也，肾主骨，故如是；久行伤筋，劳于肝也，肝主筋，故如是。以上是谓五劳所伤。

五劳之疾

一则有患喜怒，大便苦难，口内生疮，此为心劳疾；二则有患短气，面肿，鼻不闻香，咳嗽胁满，此为肺劳疾；三则有患面目干黑，口苦神乱，视物不明，此为肝劳疾；四则有患舌卷强直，不得呕酸，气胀唇焦，此为脾劳疾；五则有患小便黄赤，兼有余沥，腰痛耳鸣，此为肾劳疾。

五邪所干

有中风，有伤暑，有饮食劳倦，有伤寒，有中湿②，此之谓五邪。

五邪为病

有虚邪，有实邪，有贼邪，有微邪，有正邪。所谓我

---

① 乱：此后原衍"怒为恐"三字，据《素问·宣明五气篇》删。
② 湿：原作"暑"，据《难经·四十九难》改。

生者为实邪，生我者为虚邪，我克者为微邪，克我者为贼邪，自病者为正邪。

五脏运化

肾受其精，志强骨轻；肾复传肝，肝受其精，目明筋柔；肝受于心，神爽志远；心复受脾，智远舒扬；脾传于肺，气和颜悦。

五气所病

心为噫逆气也，胃气所主，肺为咳，肝为语，脾为吞，肾为欠为嚏嚏，鼻气也。

五精所并，精为火之精

并于心则喜，并于肺则悲，并于肝则忧，并于脾则畏①，并于肾则恐。

五虚五实

五实为阳，阳毒者，为邪气有余。脉盛者心也，皮热者肺也，腹胀者脾也，前后不通者肾也，闷瞀②者肝也。五实从火数故也。

---

① 畏：原作"哀"，据《素问·宣明五气篇》改。

② 闷瞀（mào 冒）：原作"瞀闷"，据《素问·玉机真脏论篇》改，指心胸闷乱、眼目昏花之证。

五虚为阴，阴毒者，为正气不足。脉细者心也，皮寒者肺也，气少者肝也，泄痢前后者肾也，饮食不入者脾也。五虚从水数六，灸阴交穴，穴在脐下一寸是也。

五形志治法

形乐志苦，病生于脉，治之以针①刺；形乐志乐，病生于肉，治之以针石；形苦志乐，病生于筋，治之以熨引；形苦志苦，病生于咽嗌，治之以百药；形数惊恐，经络不通，病生于不仁，治之以按摩、醪药②。以上是谓五形志也。

五败之疾

面肿苍黑，谓之肝败；手掌肿无纹，谓之心败；唇反黑色无纹理，谓之肺败；

阴肿茎不起，谓之肾败；脐肿鼓胀满，谓之脾败。

七伤之病

一阴汗，二精寒，三精清，四精少，五囊下湿，六小便缩，七夜梦阴人③。

---

① 针：《素问·血气形志篇》作"灸"。
② 醪（láo 劳）药：酒药。
③ 阴人：死去之人。

八邪之病

风者，虚也，委于皮毛，肺邪也；寒者，实也，肾邪也；暑者，热也，积于血脉，心邪也；湿者，水也，通润津液，亦肾邪也；饥者，馁也，谷不实胃，胃邪也；饱者，逸也，谷实于脾，脾邪也；劳者，疲也，苦于委[①]汗，筋邪也；逸者，乐也，筋缓肉疏，不能动转，魂邪[②]也。

九损之病

一手足青，二手足虚肿，三爪枯齿禁，四语声散、鼻虚张，五唇寒冷露，六唇肿齿焦枯，七手循衣缝，八汗出而不流，九舌卷卵缩。

六坏之病

当汗不汗，令人九窍闭塞，热闷狂乱而死也。不当汗而强汗，令人鼻衄吐血，肺裂声哑而死也。当下不下，令人腹壅胀满，遍身浮肿，发黄而死也。不当下而强下之，令人腹痛，肚冷肠泄，泻不止而死也。当灸不灸，令人阴气冲心，胃中寒，塞而死也。不当灸而强灸之，令人火邪入内，热乱淋血，发狂而死也。

① 委：困顿。
② 魂邪：即肝邪。

五脏六腑寒热相移论

肾移寒于脾，痈肿少气；脾移寒于肝，痈肿筋挛；肝移寒于心，狂隔中满；心移寒于肺，肺消肺消者，饮一泄二，死不治；肺移寒于肾，为涌水①涌水者，按腹②不坚，水气客于大肠，疾行则鸣濯濯③，如囊裹浆水之病也。

脾移热于肝则为惊衄；肝移热于心则死；心移热于肺，传为隔消④，为咳，甚者为泄为痈。

六化之病

厥阴风化战动，少阴热化肿毒，阳明燥化干渴，太阳寒化浮虚，太阴湿化濡泄，少阳火化狂燥。

五积名状

肝之积，名曰肥气，在左胁下，如覆杯，有头足，久不愈，令人发咳逆，痎⑤疟，连岁不已。

心之积，名曰伏梁，起脐上，大如臂，上至心下，久不愈，令人病烦心。

脾之积，名曰痞气，在胃脘，覆大如盘，久不愈，令

---

① 涌水：原脱，据《素问·气厥论篇》补。
② 腹：原作"肠"，据《素问·气厥论篇》改。
③ 濯濯（zhuózhuó 浊浊）：象声词，形容肠间水气声。
④ 隔消：即上消，为三消之一，以口渴为主证。
⑤ 痎（jiē 阶）：隔日发作之疟疾，亦指经久不愈之老疟。

人四肢不收，发黄疸。

肺之积，名曰息贲，在右胁下，覆大如杯，久不已，令人洒淅寒热，喘咳，发肺痈。

肾之积，名曰贲豚①，发于少腹，上至心下，若豚状，或上或下无时，久不已，令人喘逆，骨痿少气。

五泄皆有所受

胃泄者，饮食不化，色黄，即飧泄②也。

脾泄者，腹胀满泄注，食即呕吐逆，即濡泄也。

大肠泄者，食已窘迫，大便色白，肠鸣切痛，即洞泄也。

小肠泄者，溲而便脓血，少腹痛，即血泄也。

大瘕泄者，结也，里急后重，数至圊③而不能便，茎中痛。

此五泄之要法也，即肠澼也。下痢赤白者，灸小肠俞是也，穴在十六椎下两傍各一寸五分，累验。

五腑各受五脏之色

小肠为赤肠，以心为合也；大肠为白肠，以肺为合也；胆者为青肠，以肝为合也；胃者为黄肠，以脾为合也；膀胱者为黑肠，以肾为合也。

---

① 贲豚：即"奔豚"。贲，通"奔"。
② 飧泄：即"飧泄"，指大便泄泻清稀、夹有不化之物。
③ 圊（qīng 青）：厕所。

六腑各有传泻、配合之道

经曰：小肠者，受盛之腑。大肠者，传泻行道之腑。胆者，清净之腑。胃者，水谷之腑。膀胱者，津液之腑。小肠者，心之腑。大肠者，肺之腑。胆者，肝之腑。胃者，脾之腑。膀胱者，肾之腑。

五脏五和

肝和则能生气，心和则能役①气，脾和则能养气，肾和则能泄气，肺和则能藏气。

脏有五，腑独有六者，何也？

谓三焦也，有原气之别焉。主持诸气，有名无形。其经属手少阳，此外腑也。故言腑有六焉。

腑有五，脏有六者，何也？

谓肾有两脏也，其左为肾，右为命门。命门者，精神之所舍也，男子以藏精，女子以系胞，其气与肾气通，故言脏有六也。

七冲门，何在？

唇为飞门；齿为户门；会厌为吸门，会厌谓咽喉会合也；胃为贲门；太仓下口为幽门；大肠小肠会为阑门；下极肛门也为魄门。故曰七冲门也。

---

① 役：驱使。

七传者，传其所胜也；间脏①者，传其子也。

假令心病传肺，肺病传肝，肝病传脾，脾病传肾，肾病传心，一藏不再伤②，故言七传者，死也。

假令心病传脾，脾病传肺，肺病传肾，肾病传肝，肝病传心，是子母相传，竟而复始，如环无端。故曰生也。

五苦六辛

五苦者，五脏为里属阴，宜用苦剂，谓之酸苦涌泄为阴；六辛者，六腑为表属阳，宜用辛剂，谓之辛甘发散为阳。

神藏五，形藏四，合为九藏九候也。

神藏者

肝藏魂，心藏神，脾藏意，肺藏魄，肾藏志也，以其皆神气居之，故云：神藏五也。所谓形藏者，皆如器外张，虚而不屈，含藏于物，故云：形藏也。所谓形藏者四：一头角，二耳目，三口齿，四胸中是也。

五谷五果五畜五菜所养

五谷为养，谓粳米、小豆、麦、大豆、黄黍也。

五果为助，谓桃、李、杏、栗、枣也。

五畜为益，谓牛、羊、豕、犬、鸡也。

---

① 脏：原作"传"，据《难经·五十三难》改。
② 伤：原作"传"，据《难经·五十三难》改。

五菜为充，谓葵、藿、薤、葱、韭也。

以上气味合而服之，以补精益气①。此五者有辛、酸、甘、苦、咸，各有所利，或散、或收、或缓、或急、或坚、或耎②，四时五脏病随五味所宜也，过食之反生其病矣。详见下文。

又曰：阴之所生，本在五味，阴之五宫，伤在五味是也。

味过于酸，肝气以津，则多津液，使小便不利。

味过于咸，大骨气劳，短肌，心气抑，咸走血也。大骨气劳，咸伤肾也。

味过于甘，心气喘满，色黑，肾气不衡，甘性滞缓，食之令人气喘，肾脏不平，土抑水也。

味过于苦，脾气不濡，胃气乃厚。

味过于辛，筋脉沮弛，精神乃央。沮，注也；弛，缓也；央，殃也。

一便③，邪热分气血二经治疗。渴而小便不利，邪热在气分矣；不渴而小便闭，邪热在血分矣。

八风，八方之风也，变则为痛肿、筋挛、骨痛者，伤东风、北风之变也。

风从东方来，名曰婴儿风，其伤人也，外在筋纽。

① 气：原作"血"，据《素问·藏气法时论篇》改。
② 耎（ruǎn 软）：软。
③ 一便：指小便。

风从东南来，名曰弱风，其伤人也，外在于肌。

风从西南来，名曰谋风，其伤人也，外在于肉。

风从北来者，名曰大刚风，其伤人也，外在于骨。

由此四方之变，而病乃生。

十二经为十二官

心者，君主之官，神明出焉。肺者，相傅之官，治节出焉。肝者，将军之官，谋①虑出焉。胆者，中正之官，决断出焉。膻中②者，臣使之官，喜乐出焉。脾胃者，仓廪之官，五味出焉。大肠者，传道之官，变化出焉。小肠者，受盛之官，化物出焉。肾者，作强之官，伎巧出焉。三焦者，决③渎之官，水道出焉。膀胱者，州都之官，津液藏焉。又曰：气化则能出矣。凡此十二官，不得相失也。

十二经藏象

心者，血之本④，神之变也。肺者，气之本，魄之处也。肾者，主⑤蛰，封藏之本，精之处也。肝者，罢音皮极之本，魂之居也。脾、胃、大肠、小肠、三焦、膀胱者，

---

① 谋：原作"诛"，据《素问·灵兰秘典论篇》改。

② 中：原脱，据《素问·灵兰秘典论篇》补。

③ 决：原作"泆"，据《素问·灵兰秘典论篇》改。

④ 血之本：《素问·六节藏象论篇》作"生之本"。

⑤ 主：原脱，据《素问·六节藏象论篇》补。

仓廪之本，营之居也。

五味所禁

辛走^{音臻}气，气病，无多食辛；苦走骨，骨病，无多食苦；甘走肉，肉病，无多食甘；酸走筋，筋病，无多食酸；咸走血，血病，无多食咸。是谓五禁。无令多食。

五病所发

阴病发于骨，阳病发于血，阴病发于肉，阳病发于冬，阴病发于夏，是谓五发。

五脏所主

心主脉，肺主皮，肝主筋，脾主肉，肾主骨，是谓五主。

五味所宜

肝色青，宜食甘，粳米、牛肉、枣、葵皆甘；心色赤，宜食酸，小豆、犬肉、李、韭皆酸；肺色白，宜食苦，小麦、羊肉、杏、薤皆苦；脾色黄，宜食咸，大豆、豕肉、栗、藿皆咸；肾色黑，宜食辛，黄黍、鸡肉、桃、葱皆辛。是故：辛散，酸收，甘缓，苦坚，咸耍。

卷之二

四时之气，人或感之，有此之伤

春伤于风，邪气留连，至夏乃为洞泄。

夏伤于暑，至秋发为痎疟。

秋伤于湿，至冬上逆而咳，发为痿厥①。

冬伤于寒，至春必温病。

以上四时之气，更伤五脏。

声言衣食水

声如从室中言者，是中气之湿也。

言如微，终日乃复言者，此夺气也。

衣被不敛，言语善恶，不避亲疏者，此神明之乱也。

仓②廪不藏者，是门户不要也要者，谓不禁要。

水泉不止者，是膀胱不藏也水泉，谓前阴流注也。

人身之表里病见

头者，精明之府。头倾视深，精神将夺矣。

背者，胸中之府。背曲肩垂，府将坏矣。

腰者，肾之府。转摇不能，肾将惫矣。

---

① 发为痿厥：原作"发痿奸厥"，据《素问·生气通天论篇》改。
② 仓：原作"食"，据《素问·脉要精微论篇》改。

膝者，筋之府。屈伸不能，行则偻附，筋将惫矣。

骨者，髓之府。不能久立，行则振掉，骨将惫矣得强则生，失强则死。

人之梦寐

阴盛则梦涉大水恐惧，阳盛则梦大火燔灼，阴阳俱盛则梦相杀毁伤。上盛则梦飞，下盛则梦堕。甚饱则梦予，甚饥则梦取。肝气盛则梦怒，肺气盛则梦哭。短虫多则梦聚众，长虫多则梦相击毁伤。

人①卧血归于肝

心主血，肝藏血。动则血行于周身，静则血归于肝，故肝藏血也。

又曰：肝受②血而能视，足受血而能步，掌受血而能握，指受血而能摄。

又曰：开鬼门谓发其汗也，洁净府谓利水道也，去宛陈莝谓去积久之物也。

又曰：清阳实四肢，浊阴归六腑四肢外动，故清阳实之；六腑内化，故浊阴归之。

又曰：水为阴，火为阳。阳为气，阴为味。味归形，形归气，气归精，精归化，精食气，形食味，气化精，生

---

① 人：此前原衍"故"字，据文义删。
② 受：原作"得"，据《素问·五藏生成篇》改。

味和形长。

又曰：阴胜则阳病，阳胜则阴病。阳胜则热，阴胜则寒，则一意也。

又曰：重寒则热，重热则寒。寒伤形，热伤气，气伤痛，形伤肿。故先痛而后肿者，气伤形也。先肿而后痛者，形伤气也。风胜则动，热胜则肿，燥胜则干，寒胜则浮，湿胜则濡泄。

又曰：清气在下则生飧泄，浊气在上则生䐜胀①。清气者，热气也，在下则谷不化，故飧泄。浊气者，寒气也，在上则气不散，故胀满也。

又曰：清阳②出上窍，浊阴出下窍_{阳本乎天者，亲上；阴本乎地者，亲下。各从其类也。}上窍谓耳目口鼻，下窍谓前阴后阴。

又曰：清阳发腠理，浊阴走五脏。腠理谓渗泄之门，故清阳可以发散；浊阴为五脏包藏之所，故浊阴可以走之。

又曰：结阳肿四肢，结阴者便血。阴阳结邪，多阴少阳曰石水，少腹肿。二阳结，谓③之消。二阳结，谓胃与大肠俱热结也_{热则喜消水谷也}。

又曰：三阳结，谓之隔_{三阳结谓小肠、膀胱、热结也，故隔塞}

---

① 䐜（chēn 嗔）胀：此指胸腹胀满。《类经》二十六卷云："䐜，胀也。"
② 阳：原作"气"，据《素问·阴阳应象大论篇》改。
③ 谓：原作"为"，据《素问·阴阳别论篇》改。

而不便泻。

又曰：三阴结，谓之水三阴结，谓脾肺寒结也，故则气化为水。

又曰：一阴一阳结，谓之喉痹一阴谓心脉，一阳谓三焦脉，二经之脉并络喉，热气内结则患喉痹。

又曰：阴搏阳别，谓之有子阴谓尺中也，阳谓寸口也。搏谓结于手也，尺脉与寸口殊别，则为有子。何者？谓阴中有别阳故也。

又曰：阴阳虚，肠辟死辟：阴也。谓胃气不留，故肠闻弗禁，仓库不廉，则真气竭绝，故死。辟：作澼。

又曰：阴虚阳搏，谓之崩阴脉不足，阳脉有余，故崩血而下也。

又曰：色者，神之旗。脏者，神之舍。故神去则脏败，脏败则色见异常之死候也。

又曰：饮食饱甚，汗出于胃；惊而夺精，汗出于心；持重远行，汗出于肾；疾走恐惧，汗出于肝；摇体劳苦，汗出于脾。

又曰：邪气盛则实，精气夺则虚。气虚者，肺虚也；气逆者，足寒也。重实者，脉与气俱实也；重虚者，脉虚、气虚、尺虚是也。

又曰：阳者天气也，主外。阴者地气也^①，主内。故阳道实，阴道虚。若犯贼风虚邪者，阳受之。饮食不节，起居不时者，阴受之。阳受之则入六腑，阴受之则入五

---

① 阴者地气也：原作"地者阴气也"，据《素问·太阴阳明论篇》乙正。

脏。入六腑则身热不时卧，上为喘呼。入五脏则䐜①满闭塞，下为飧泄，久为肠澼。故喉主天气，咽主地气。故阳受风气，阴受湿气。故伤于风者，上先受之；伤于湿气者，下先受之。

又曰：热伤气，寒伤血。清阳上天，浊阴归地。阳化气，阴成形。寒极生热，热极生寒。寒气生浊，热气生清。阳生阴长，阳杀阴藏。故清阳为天，浊阴为地。地气上为云，天气下为雨。雨出地气，云出天气。

三才以肖人

头以配天，足以象地，五藏中傍人事。故天气通于肺，地气通于嗌②，风气通于肝，雷气通于心，谷气通于脾，雨气通于肾。六经为川，肠胃为海，九窍为水，以天地为之阴阳。阳之汗，以天地之雨名之；阳之气，以天地之疾风名之。暴气象雷，逆气象阳。

二阳之病发心脾，有不得隐曲，故女子不月

二阳，谓手阳明大肠、足阳明之经脉也。隐曲，谓隐蔽、委曲之事也。夫肠胃发病，心脾受之，心受之则血不流，脾受之则味不化。血不流故女子不月，味不化则男子少精，是以隐曲之事不能为也。又曰：精不足者，补之以

---

① 䐜：原作"填"，据《素问·太阴阳明论篇》改。
② 嗌（yì 益）：咽喉。

味。由是观之，则味不化而精气少也。又曰：胞胎者，系于肾。又曰：月事不来者，胞脉闭也。胞脉者属于心，而络于胞中。今气上迫肺，心气不得下通，故月事不来，此其义也。

治病次第识其高下治法

邪风之至，疾如风雨，故善治者治皮毛，其次治肌肤，其次治筋脉，其次治六腑，其次治五脏。五脏者，半死半生也。故天之邪气，感则害人五脏；水谷之寒热，感则害人六腑；地之湿气，感则害人皮肉筋脉。因其轻而扬之，因其重而减之，因其衰而彰之彰者，彰明气色也。形不足者，温之以气；精不足者，补之以味。其高者，因而越之谓越扬上吐也；其下者，引而竭之谓泄下引也；中满者，泻之于内内谓腹内邪；其有邪者，渍形以为汗邪谓风邪，在表发之以汗；血实者决之以砭针去血；气虚者宜掣引之导引其气。

治病举纲论

且如病之一二言之，隔塞闷绝气窒之病，原其本得之于暴忧，不治其气而释其忧也。

且如女子不月，血滞之病也，原其本得之于心气不下通也，不治其血而通其心可也。

且如劳极惊悸者，过伤也，劳于心，气不足，使心气内和，则精神莫得而动也。

且如颈瘘者，风毒之病也，每伤于忧愁思虑之不止，使志意和通，则气血自得而通畅。则凡治病之术，不先制其所欲，正其所念，去其所恶，损其所恐，未有能①愈者也。

夫病有中外，治有缓急论

凡在内者，以内治法和之；凡在外者，以外治法和之。气微不调，以调气法调之；其次大者，以平气法平之；盛甚不已，则夺其气，令其衰也。故《经》曰：调气之方，必别②阴阳，定其中外，各守其乡。内者内治，外者外治，微者调之，其次平之，盛者夺之，汗者下之，寒热温凉，衰之以属，随其攸利也。

五脏四时受病发咳

经曰：乘秋则肺先受邪，乘春则肝先受邪，乘夏则心先受邪，乘至阴则脾先受邪，乘冬则肾先受邪。又曰：何以异之？答曰：肺咳之状，而喘息有音，甚则唾血；心咳之状，则心痛，喉中介介如梗状，甚则咽痛喉痹③；肝咳之状，则两胁下痛，甚则不可以转，转则两胠④病；脾咳

① 能：此前原衍"不"字，据《圣济总录》卷第四删。
② 别：原作"在"，据《素问·至真要大论篇》改。
③ 痹：原作"闭"，据《素问·咳论篇》改。
④ 胠（qū 区）：腋下胁上部位。

之状，咳则右胁①下痛，阴阴引肩背，甚则不可以动，动则咳剧；肾咳之状，咳则腰背相引而痛，甚则咳涎。

六腑受病发咳

又曰：六腑之咳，安所受病？答曰：五脏之久咳，乃移于六腑。脾咳不已，则胃受之，胃咳之状，咳而呕，呕甚则长虫出。肝咳不已，则胆受之，胆咳之状，咳呕胆汁。肺咳不已，则大肠受之，大肠咳状，咳而遗矢。心咳不已，则小肠受之，小肠咳状，咳而失气，气与咳俱失。肾咳不已，则膀胱受之，膀胱咳状，咳而遗溺。

三焦受病发咳

又曰：久咳不已，则三焦受之。三焦咳状，咳而腹满，不欲食饮，此聚于胃，关于肺，使人多涕唾而面浮肿，气逆也。

经曰：人之五脏卒痛，何气使然？答曰：经脉流行不止，环周不休。寒气入经而稽迟，泣音涩而不行。客于脉外则血少，客于脉中则气不通，故卒然而痛。

又曰：其痛或卒然而止者，或痛甚不休者，或痛甚不可按者，或按之而痛止者，或按之无益者，或喘动应手者，或心与背相引而痛者，或胁肋与小腹相引而痛者，或

---

① 胁：原作"肽"，据《素问·咳论篇》改。

腹痛引阴股者，或痛宿昔而成积者，或卒然痛死不知人有少间复生者，或痛而呕者，或腹痛而①后泄者，或痛而闭不通者。凡此诸痛，各不同形，别之奈何？答曰：寒气客于脉外则脉寒，脉寒则缩蜷，缩蜷则脉绌急，绌急②则外引小络，故卒然而痛。得炅则痛立止炅，热也，下同。因重中于寒，则痛久矣。寒气客于经脉之中，与炅气相搏则脉满，满则痛而不可按也。寒气稽留，炅气从上，则脉充大而血气乱，故痛甚而不可按也。寒气客于肠胃之间，膜原之下，血不得散，小络急引，故痛，按之则血气散，故按之痛③止。寒气客于侠脊之脉，则深，按之不能及，故按之无益也。寒气客于冲脉，冲脉起于关元，随腹直上，寒气客④则脉不通，脉不通⑤则气因之，故喘动应手矣。寒气客于背俞之脉，则脉⑥泣，脉泣则血⑦虚。血⑧虚则痛，其俞泣于心，故相引而痛，按之则热气至，热气至则痛止矣。寒气客手厥阴之脉者，络阴器⑨，系于肝，寒气客于脉中，则血泣脉急，故胁肋与小腹相引痛矣。厥气客于阴

---

① 而：原作"或"，据《素问·举痛论篇》改。

② 绌（chù触）急：原脱，据《素问·举痛论篇》补，意为屈曲拘急。绌，屈曲。

③ 痛：原作"动"，据《素问·举痛论篇》改。

④ 客：原脱，据《素问·举痛论篇》补。

⑤ 脉不通：原脱，据《素问·举痛论篇》补。

⑥ 脉：原作"血"，据《素问·举痛论篇》改。

⑦ 血：此后原衍"气"字，据《素问·举痛论篇》删。

⑧ 血：此后原衍"气"字，据《素问·举痛论篇》删。

⑨ 器：原作"气"，据《素问·举痛论篇》改。

股，寒气上及小腹，血泣在下相引，故腹痛引阴股。寒气客于小肠膜原之间，络血之中，血泣不得注于大经，血气稽留不得行，故宿昔而成积矣。寒气客于五脏，厥逆上泄，阴气竭，阳气未入，故卒然痛死不知人，气复反则生矣。寒气客于肠胃，厥逆上出，故痛而呕也。寒气客于小肠，小肠不得成聚，故后泄腹痛①矣。热气留于小肠，肠中痛，瘅热焦渴，则坚干不出，故痛而闭不通矣。

又曰：所谓言而可知者也，视而可见。答曰：五脏六腑，固尽有部，视其五色，黄赤为热，白为寒，青黑为痛，此所谓视而可见者也。

又曰：扪而可得，奈何？答曰：视其主病之脉，坚而血及陷下者，皆可扪而得也。

故知白病生于气也，故有九气。九气所生之病，怒则气上，喜则气缓，悲则气消，恐则气下，寒则气收寒则腠理闭而气不行，故气收；寒则气散，非也，炅则气泄，惊则气乱，劳则气耗，思则气结。九气不同，何病之生？答曰：怒则气逆，甚则呕血故气上矣；喜则气和志达，荣卫通利，故气缓矣；悲则心系急，肺布叶举而上焦不通，荣卫不散，热气在中，故气消矣；恐则精却，却则上焦闭，闭则气还，还则下焦胀，故气不行矣；寒则腠理闭，气不行，故气收矣；炅则腠理开，荣卫通，汗大泄，故气泄矣；惊则气无

① 腹痛：原作“复”，据《素问·举痛论篇》改。

所倚，神无所归①，虑无所定，故气乱矣；劳则喘息汗出，外内皆越，故气耗矣；思则心有所存，神有所归，正气留而不行，故气结矣。

又曰：有病心腹胀满，旦食则不能暮食，此为何病？答曰：名为鼓胀。此食饮不节，故当病气聚于腹也。

又曰：有病胸胁支满者，妨于食，病至，则先闻腥臊臭，出清液，先唾血，四肢清，目眩，时时前后血，病名为何？何以得之？答曰：病名血枯。得之年少时有所大脱血，若醉入房中，气竭肝伤，故月事衰少不来也。

又曰：病有少腹盛，上下左右皆有根，此为何病？可治不？答曰：病名伏梁。

又曰：伏梁，何因而得之？答曰：裹大脓血，居肠胃之外，不可治。治之，每切按之致②死。

又曰：何以然？答曰：此下则因阴，必下脓血，上则迫胃脘，生鬲③，侠胃脘内痈，此久病也，难治。居脐上为逆，居脐下为从，勿动亟夺_{亟，数也；夺，去也}。言不可移动，_{但数数去之则可矣}。

又曰：诸风掉眩，皆属于肝；诸寒收引，皆属于肾；诸气膹郁，皆属于肺；诸湿肿满，皆属于脾；诸热瞀瘛④，

---

① 归：原作"拘"，据《素问·举痛论篇》改。
② 致：原作"至"，据《素问·腹中论篇》改。
③ 鬲：原作"蒿"，据《素问·腹中论篇》改。
④ 瞀瘛（màochì 冒翅）：头晕眼黑，手脚痉挛。瞀，昏冒。瘛，通"瘛"，下同。

皆属于火；诸痛痒疮，皆属于心；诸厥固泄^①，皆属于下；诸痿喘呕，皆属于上；诸禁^②鼓栗，如丧神守，皆属于火；诸痓^③项强，皆属于湿；诸逆冲上，皆属于火；诸胀腹大，皆属于热；诸躁狂越，皆属于火；诸暴强直，皆属于风；诸病有声，鼓之如鼓，皆属于热；诸病胕肿，疼酸惊骇，皆属于火；诸转反戾^④，水液浑浊，皆属于热；诸病水液，澄澈清冷，皆属于寒；诸呕吐酸，暴注下迫，皆属于热。

夫如大寒而甚，热之不热，是无火也；热来复去，昼见夜伏，夜发昼止，时节而动，是无火也，当助其心。又如大热而甚，寒之不寒，是无水也；热动复止，倏忽往来，时动时止，是无水也，当助其肾。内格呕逆，食不得入，是有火也；病呕而吐，食久反出，是无火也。暴迫注下，食不及化，是无水也；溏泄而久，止发无常，是无水也。故心盛则生热，肾盛则生寒，肾虚则寒动于中，心虚则热收于内。又热不得寒，是无火也；寒不得热，是无水也。夫寒之不寒，责其无水；热之不热，责其无火。热之不久，责心之虚；寒之不久，责肾之虚。有者泻之，无者补之；虚者补之，盛者泻之。居其中间，疏无壅之，令上下无碍，气血通调，则寒^⑤热自和，阴阳调达矣。是以经

---

① 固泄：二便不通或二便失禁。
② 禁：指牙关紧闭。
③ 痓（zhì 至）：痉挛。
④ 转反戾（lì 立）：筋脉扭转、屈伸不利的病证。戾，曲而不伸。
⑤ 寒：原脱，据《素问·至真要大论篇》改。

有治热以寒、寒之而水食不入，治寒以热、热之而昏躁已生。此则气不疏①通，壅而为是也。纪于水火余气可知。故曰：有者求之，无者求之，盛者责之，虚者责之，令气通调，妙之道也。

经曰：病甚则弃衣而走，登高而歌，或至不食数日，逾垣上屋，所上之处，皆非其素乃能也。病反能者，何也？答曰：四肢者，诸阳之本也。阳盛则四肢实，实则能登高也。又曰：弃衣而走者，何也？答曰：热盛于身，故弃衣而走也。又曰：其妄言骂詈②，不避亲疏而歌，何也？答曰：阳盛则恶人骂詈，不避亲疏而不欲食，故妄走也。

经曰：足阳明之脉病，恶人与火③，闻木音则惕然而惊。钟鼓不为动，闻木音而惊，何也？答曰：阳明者，胃脉也，胃者，土也，故闻木音而惊，土恶木也。其恶火，何也？答曰：阳明主肉，其脉血气盛，邪客之则热，热甚则恶火。其恶人，何也？答曰：阳明厥则喘而惋。惋，内郁热也，则恶人。又：或喘而死者，或喘而生者，何也？答曰：厥逆连藏则死，连经则生。

---

① 疏：原作"求"，据《素问·至真要大论篇》改。
② 詈（lì厉）：骂。《说文解字·网部》云："詈，骂也。"
③ 火：原脱，据《素问·阳明脉解论篇》补。

卷之三

五运化生并歌括

甲己化土，乙庚化金，丙辛化水，丁壬化木，戊癸化火。

歌曰：甲己化土乙庚金，丁壬化木尽成林，丙辛化水滔滔去，戊癸南方火炎侵。

六气交节生气并歌括

初之气，自旧岁大寒至今岁春分，属厥阴风木，谓之生气；二之气，自春分至小满，属少阴君火，谓之舒气；三之气，自小满至大暑，属少阳相火，谓之长气；四之气，自大暑至秋分，属太阴湿土，谓之化气；五之气，自秋分至小雪，属阳明燥金，谓之收气；六之气，自小雪至大寒，属太阳寒水，谓之严气。以上每候六十日，所以运寒水迭①，验生成之机，明水旱之征，识灾祥之变也。

歌曰：大寒厥阴气之初，春分君火二之居，小满少阳三之气，大暑太阴四气呼，秋分阳明五之气，太阳小雪六之余。

① 运寒水迭：指六气在不同节气中的交接运转，即自大寒起始的初之生气，依次经历舒气、长气、化气、收气，最终至太阳寒水的严气，如此周而复始，运行不休。

标本运气歌

少阳从本为相火，太阴从本湿土坐；厥阴从中火是家，阳明从中湿是我；太阳少阴^①标本从，阴阳二气相包裹；风从火断汗之宜，燥与湿兼下之可；万病能将火湿分，彻开轩岐无缝锁。

十二经络水火分治法

胆与三焦寻火治，肝和包络都无异；脾肺常^②将湿处求，胃^③与大肠同湿治；肾与膀胱心小肠，寒热临时旋商议；里寒表热小膀温，里热表寒心肾炽。十二经，最端的，四经属火四经湿。四经有热有寒时，攻里解表细消息；里热表寒宜越竭，表热里寒宜汗释。湿同寒，火同热，寒热到头无两说。六分分来半分寒，寒热中停真浪舌。休治风，休治燥，治得火时风燥了。当解表时莫攻里，当攻里时莫解表；表里如或两可攻，后先内外分多少；治湿无过似决川，此个筌蹄^④最分晓；湿热上甚以汗为，苦湿甘辛发宜早；感谢轩岐万世恩，争奈醯鸡^⑤笑天小。

---

① 阴：原作"阳"，据《儒门事亲》卷十四改。

② 肺常：原作"胃长"，据《儒门事亲》卷十四改。

③ 胃：原作"肺"，据《儒门事亲》卷十四改。

④ 筌蹄：捕鱼兔工具，引申为治病法则。出自《庄子·外物》："筌者所以在鱼，得鱼而忘筌；蹄者所以在兔，得兔而忘蹄。"筌，捕鱼竹器；蹄，捕兔网。

⑤ 醯（xiān 先）鸡：原指醋瓮中小虫蠛蠓，因该虫长驻合盖醋瓮中，终日不见天日，不识天高地厚，后常以此喻学识肤浅而狂妄自大者。

麻征君①学医指南诗

不读本草，焉知药性？专泥药性，决不识病。假饶②识病，未必得法；识病得法，工中之甲。能穷《素问》，病受何气？便知用药，当择何味。

又曰：不诵十二经络，开③口动手便错。不通五运六气，检遍方书何济？经络明认得标，运气明认得本。求中标只取本，治千人无一损。

五郁之发

土郁之发，岩谷震惊，雷殷④气交，埃昏黄黑⑤，化为白气，飘骤高深，击石飞空，洪水乃从，川流漫衍，田牧土驹⑥。化气乃敷，善为时雨，始生始长，始化始成。故民病心腹胀，肠鸣而为数后，甚则心痛胁，呕吐霍乱，饮发注下，胕肿身重。云奔雨府，霞拥朝阳，山泽埃昏，其乃发也。以其四气谓夏至后三十二日起至秋分日也，云横天山，浮游生灭，怫⑦

---

① 麻征君：君，原作"均"，据文义改。麻征君（1183－1232），名九畴，字知几，金代文人、医家。曾从名医张从正游，尽传其学。元好问《中州集》选其诗三十一首。

② 假饶：即使。

③ 开：原作"问"，据《医经小学》卷一改。

④ 雷殷：雷声轰鸣，震天动地。殷，大。

⑤ 埃昏黄黑：尘埃黄黑，盖天蔽日，昏天暗地。埃，灰尘。

⑥ 田牧土驹：洪水过后，土石耸立，远看犹如放牧的马匹散布于田野。

⑦ 怫（fú福）：郁。《医经原旨》卷三云："怫，怫郁也，重滞不舒之貌。"

之先兆也。

金郁之发，天洁地明，风①清气切，大凉乃举，草树浮烟，燥气以行，霿②雾数起，杀气来至，草木苍干，金乃有声。故民病咳逆，心胁满引少腹，善暴痛，不可反侧，嗌干面尘③色恶。山泽焦枯，土凝霜卤，怫乃发也。其气五谓秋分后至立冬后五十四日内也，夜零白露，林莽声凄，怫之兆也。

水郁之发，阳气乃辟，阴气暴举，大寒乃至，川泽严凝，寒雾结为霜雪，甚则黄黑昏翳，流行气交，乃为霜杀，水乃见祥。故民病寒客心痛，腰椎痛，大关节不利，屈伸不便，善厥逆，痞坚腹满。阳光不治，空积沉阴，白埃昏瞑，而乃发也。其气二火前后谓君相二火前后，太虚深玄，气犹麻散，微见而隐，色黑微黄，怫之先兆也。

木郁之发，太虚埃昏，云物以扰，大风乃至，屋发折木④，木有变，故民病胃脘当心而痛，上肢两胁，膈咽不通，食饮不下，甚则耳鸣眩转，目不识人，善暴僵仆。太虚苍埃，天山一色，或气浊色，黄黑郁若，横云不起，雨而乃发也，其气无常。长川草偃⑤，柔叶呈阴，松吟高山，

---

① 风：原作"气"，据《素问·六元正纪大论篇》改。
② 霿（méng 蒙）：天色昏暗。
③ 尘：原作"陈"，据《素问·六元正纪大论篇》改。
④ 木：原脱，据《素问·六元正纪大论篇》补。
⑤ 长川草偃：风吹野草倒伏，状若长河流水。

虎笑岩岫^①，怫之先兆也。

火郁之发，太虚肿翳，大明不彰，炎火行，大暑至，山泽燔燎，材木流津，广厦腾烟，土浮霜卤，止水乃减，蔓草焦黄，风行惑言，湿化乃后。故民^②病少气，疮疡痈肿，胁腹胸背，面首四肢，愤胪胀，疡痱呕逆，瘛疭骨痛，节乃有动，注下温疟，腹中暴痛，血溢流注，精液乃少，目赤心热，甚则瞀闷懊侬，善暴死。刻终^③大温，汗濡玄府，其乃发也，其气四。动复则静，阳极反阴，湿令乃化。华发水凝，山川冰雪，焰阳午泽，怫之先兆也。

又曰：水发而雹雪，土发而飘骤，木发而毁折，金发而清明，火发而曛昧。

十二变^④

报德以德^⑤，报化以化，报政以政，报^⑥令以令。气高则高，气下则下，气后则后，气前则前，气中则中，气外

---

① 虎笑岩岫（xiù 袖）：疾风穿越山洞，声如猛虎长啸。岫，山穴。
② 民：原作"此"，据《素问·六元正纪大论篇》改。
③ 终：原作"中"，据《素问·六元正纪大论篇》改。
④ 十二变：六气的变化，有正常之化，有异常之变，化变各六，合称"十二变"。《黄帝素问直解·六元正纪大论篇》云："总结上文六正六变之意，正变皆六，气之常，故曰凡此十二变者。"
⑤ 报德以德：万物得到六气给予的"德"，则表现出"德"的变化。六气给予万物有德、化、政、令等等的不同，则万物也回应以相应的变化。报，回应，回答。
⑥ 报：原作"执"，据《素问·六元正纪大论篇》改。

则外，位①之常也。故风胜则动，热胜则肿，燥胜则干，寒胜则浮，湿胜则濡泄，甚则水闭胕肿，随气所在，以言其变耳。

五郁捷法

木郁达之，所谓吐者，令其调达也木郁之发，飞屋折木。

火郁发之，所谓发散，令其疏散也火郁之发，山泽焚燎，材木流津，广厦腾烟，土浮霜卤，止水乃减，蔓草焦黄。

金郁泄之，所谓令其渗泄，解表利小便也金郁之发，天洁地明，草木苍干。

土郁夺之，所谓下泄，令其无壅碍也土郁之发，岩谷震惊，击石飞空，洪水乃从，川流蔓衍，田牧土驹。

水郁折之，所谓抑其冲逆也、鸿②也水郁之发，大寒乃至，川泽严凝。

以上通其五法，乃气同调，复视其虚实而调之，乃治病之大体也。非明造化者，不论至此，其弗之应，必有先兆，诚以气之胜复而致然也。其以气之所司与夫胜复所致，其应验如此。

十干配脏腑歌

甲胆乙肝丙小肠，丁心戊胃己脾乡，庚配大肠辛配

医学碎金

三四

---

① 位：原作"佐"，据《素问·六元正纪大论篇》改。
② 鸿：通"洪"，大，此指"水大"。《黄帝内经太素》卷第十五论尺寸脉云："太阳脉至，鸿大以长"。

肺，壬属膀胱癸肾当。

五脏配六腑歌

心合小肠肝合胆，脾连于胃肾膀胱，命门却向三焦配，肺脏还归对大肠。

手足三阴三阳配五脏六腑歌

太阳小肠手之经，阳明所属大肠寻，少阳三焦太阴主，厥阴包络少阴心，太阳膀胱足之端，阳明所属胃相干，太阴脾土少阳胆，少阴肾水厥阴肝。

五运主病

热类以少阴君火之热，乃真心小肠之气也：诸病喘呕吐酸，暴注下迫，转筋，小便浑浊，腹胀大，痈疽疡疹，瘤气结核，吐①下霍乱，瞀郁肿胀，鼻塞鼽②衄，血溢血泄，淋闭身热，恶寒战栗，惊惑悲笑谵③妄，皆属于热。

肝热则口酸，心热则口苦，脾热则口甘，肺热则口辛，肾热则口咸，胃热则口淡。肝热甚则出泣④，心热甚则出汗，脾热甚则出涎，肺热甚则出涕，肾热甚则出唾。

湿类足太阴湿土，乃脾胃之气也，湿郁极则生热：诸痉强直，积

---

① 吐：原作"上"，据《素问·六元正纪大论篇》改。
② 鼽（qiú 求）：鼻流清涕。
③ 谵（zhān 詹）：呓语，因病而说梦话。
④ 肝热甚则出泣：原脱，据《医学启源》卷之中补。

饮，痞隔中满，霍乱吐下，体重跗肿，肉如泥，按之不起，皆属于湿。

火类<small>少阳相火之热，乃心包络三焦之气也</small>：诸热瞀瘛，冒暗冒昧，躁扰狂越，骂詈惊骇，跗肿疼酸，气逆冲上，禁栗如丧神守，嚏呕，疮疡，喉痹，耳鸣及聋，涌溢，食不下，目昧不明，暴注，暴病，暴死，皆属于火。

燥类<small>阳明燥金，乃肺与大肠之气也</small>：诸涩枯涸，干劲皴揭①，皆属于燥。

寒类<small>足太阳寒水，乃肾与膀胱之气也</small>：诸病上下，所出水液澄彻清冷，癥瘕㿉疝②，坚痞腹满急痛，下痢清白，食已③不饥，吐痢腥秽，屈伸不便，厥逆禁固，皆属于寒。

风制法

风淫于内，治以辛凉，佐以苦，以甘缓之，以辛散之。

防风通圣散、天麻散、小续命汤、防风汤、消风汤、祛风圆④、排风汤。

独治于内：承气汤、陷胸汤、神芎圆、大黄丸、备急丹。

---

① 皴（cūn村）揭：皮肤开裂掀起，多由伤于燥邪所致。《医碥》卷之二云："皴，裂也。揭，掀起也。凡物干者，其皮必皴裂而掀起。"

② 㿉（tuí颓）疝：指男子睾丸肿大坚硬、重坠胀痛或麻木不知痛痒的病证，也指妇女少腹肿的病证，多由寒湿下注所致。如《儒门事亲》卷二云："㿉疝，其状阴囊肿缒，如升如斗，不痒不痛者是也，得之地气卑湿所生"。

③ 已：原脱，据《儒门事亲》卷三补。

④ 圆：即"丸"，宋人为避宋钦宗赵桓名讳，改"丸"为"圆"。

暑治法

热淫于内，治以咸寒，佐以甘苦，以酸收之，以苦发之。

白虎汤、桂苓汤、玉壶丸、碧玉散、玉露散、石膏汤。

独治于外：拔毒散、水澄膏、生肌散、鱼胆圆。

湿制法

湿淫于内，治以苦热，佐以酸①淡，以苦燥之，以淡泄之。

白术木香散、五苓散、葶苈木香散、橘皮白术散、益元散、神助散、桂苓白术散。

兼治于内：防风通圣散、大柴胡汤、小柴胡汤、柴胡饮子、当归饮子。

火治法

火淫于内，治以咸冷②，佐以苦③辛，以酸收之，以苦发之。

凉膈散、解毒圆、神功圆、八正散、调胃散、大小承气汤。

---

① 酸：原作"咸"，据《素问·至真要大论篇》改。
② 冷：原作"寒"，据《素问·至真要大论篇》改。
③ 苦：原作"甘"，据《素问·至真要大论篇》改。

兼治于外：桂枝汤、麻黄汤、小建中汤、升麻汤、五积散。

燥制法

燥淫于内，治以苦温，佐以甘辛，以辛润之，以苦下之。

神功圆、麻仁圆、脾约圆、润体圆、润肠圆、四生圆、葶苈散。

先治内后治外：谓寒药先攻里_{大黄、芒硝、黑牵牛之类}，谓热药后攻表_{桂枝、麻黄、升麻之类}。

寒制法

寒淫于内，治甘热，佐以苦辛，以辛润[1]之，以苦坚之。

姜附汤、四逆汤、二姜汤、术附汤、大已寒圆、附子理中圆。

先治外，后治内_{攻表用热药，攻里用寒药}。

论湿变五泄总归于湿

风湿则胃泄：夫胃泄者，饮食不化，完谷出，色黄，风乘胃也，宜化剂之类。

---

① 润：原作"散"，据《素问·至真要大论篇》改。

所生病者，目黄，口干，鼽衄，喉痹，肩前臑痛，大指、次指痛不用。

肺之经，手太阴燥辛金。是动则病肺胀，膨膨而喘咳，缺盆中痛，甚则交两手而瞀，是谓臂厥。主肺所生病，咳嗽上气，喘噎烦心，气胸满，臑臂前后廉痛，掌中热，气盛有余则肩背痛风①，汗出中风，小便数而欠，气虚则肩背痛，恶寒，少气不足以息，溺出血。

肾之经，足少阴寒癸水。是动则病饥不欲食，面黑如漆，唾则有血，喉鸣而喘，坐而欲起，目䀮䀮②无所见，心如悬若饥，气不足则喜恐，是谓骨厥。主肾所生病者。口热舌干，咽肿上气，嗌干及痛，烦心心痛，黄疸肠澼，脊臀骨后廉痛，嗜卧，足下热而痛也。

膀胱之经，足太阳寒壬水。是动则病头痛，目似脱，项似拔，脊痛，腰似折，髀不可以曲，腘如③结，腨如裂④，是谓踝厥。主筋所生病者，痔疟狂颠，目黄泪出，鼽衄，项背、腰尻、腘腨、脚皆痛，小指不用。

十二经气血多少歌

十二经中气血藏，孰多孰少要均详。多气少血心与肺，脾肾三焦胆共妆。气血俱多胃大肠，肝包少气多血

① 气盛有余则肩背痛风：原作“气感实肾皆痛风”，据《灵枢·经脉》改。
② 䀮䀮（huānghuāng 荒荒）：视物不清貌。
③ 如：原作“而”，据《灵枢·经脉》改。
④ 裂：原作“列”，据《灵枢·经脉》改。

光。更有二经专要记，小肠直数到膀胱。

五运太过不及平气歌并为病法

金运原来属乙庚，太商太过是坚成①燥气流行，少商从革②须为记炎气流行，平气原来载审平③。

太过：寸为气口，此为气壅。伤食，胸满不利，中满短气，痰壅喘急，咳嗽喘满，郁塞不通，涕唾稠黏，鼻塞。若见形证瘦弱，状似劳疾，肺脉大旺，火克于金。痰涕脓血，大肠不利，睡则一边骨热，鼻中出瘀血。不及：此为阳部中见阴，亦名气损。气者，本也；本者，足也，里也。既气口部中见不及脉焉，为气实。《脉诀》云：一朝肺绝脉沉沉，染病卧床思此语。金不及，吐咯血，短气咳嗽，有冷痰，有寒有热，鼻流清涕。

丁壬木运要均平，太角太过是发生风气流行，木气太盛，金不能胜之，故木气流行，少角不及委和纪燥气乃行，盖气移为金所乘，故燥气金之气行，余仿此，平气敷和不可更。

太过：初夏为顺，名子乘母，又名前来者为实邪。肝经风壅，主头疼痛，心烦多怒，好睡神昏，兼有寒邪，眼赤流热泪。不及：一名阴乘之脉，二名母忆其子，虚邪之脉，又名肺传肝，金克于木。又曰：肝元气虚，筋血不能荣养，忽怒气逆上而不下，临食喜怒，伤动肝气，次传心目下，主筋脉衰弱，肝虚胆冷，夜间少睡，头目昏眩，睛暗不能久视，腰腿疼痛，百节碎痛，胸满气短，壅痰咯血，状如红绵，阳事不兴，眼涩眼花，四肢虚弱也。

丙辛水运应须记，太羽太过属流行寒气流行，少羽不及

---

① 坚成：金性坚刚，用能成物，其运太过之时，其用尤著。
② 从革：金性本刚，其运不及之时，则从火而化。革，改变。
③ 审平：金主杀伐，其运正常之时，审慎而行，则清宁无事。

涸流纪_{湿气乃行}，平气静顺不用评。

　　太过：一名阳乘之脉，又名实邪之脉，又名风邪入肾经。主脾肾风劳攻疰①腰膝疼，下疰生疮，耳鸣目昏，阴囊湿痒，头目眩重，背脾②痛兼有寒邪，邪风入于肺经，头目昏眩，肾经邪热也。不及：一名阴盛之脉，二名脱精之脉，三名阳衰，四名七伤所管。主见偃刀涩脉，主梦遗，阳事衰弱，小腹痛，小便多，目昏耳鸣，腰重背脾痛，五心热，口干津液枯少，痰嗽，怯寒，足冷，腰膝疼痛。

　　　戊癸火运属南方，赫义太徵最难当_{炎暑流行}，伏明少徵为不及_{寒气乃行}，平气升平要审详。

　　太过：主伤寒发热，面赤头疼，烦躁心热，口舌生疮，手心热，头昏，小便赤，口苦唇焦，上壅口气，头项拘急，为太过之病。如南方，或咽喉肿痛，大小便不匀。不及：一名荧短，二名阳衰，三名阴乘之脉，四名贼邪之脉，五名从后来者，为虚邪，六名精竭。阴痿，盗汗，心气不足，事绪多忘，心多怔忪，心疼膈满，胁腹膨胀，怕惊，噎塞，睡卧不稳，内热怯寒，阳事劣弱，小便不快。

　　　甲己土运属中央，太宫太过崇阜妆_{雨湿流行}，少宫不及卑监纪_{风气乃行}，平气备化心中藏。

　　太过：心气传脾，火生于土，主胃热，内热。脾经邪热，憎寒，口气生疮，多渴，好睡，更加紧脉，须下恶血，积痢肚疼，胸膈不快，如紧腹疼，积热，脏腑不匀。胃经有热痰，呕逆，吃食无味，神昏，唇焦，吞酸，食不消也。不及：主胃气虚弱，四肢倦怠，兼胃积热，泻痢频，并憎寒酸，心冷，痃③，翻胃吃食不下，呕逆，腹痛肠鸣，胸膈不通而郁闷也。

---

　　① 攻疰（zhù 注）：即"攻注"，侵入并留滞，多指病邪流传入到特定部位。疰，通"注"，流入。
　　② 脾：全集本作"髀"，义胜。
　　③ 痃（xián 弦）：生于腹中条索状的癖块。《杂病源流犀烛》卷十四云："痃者，悬也，悬于腹内，近脐左右，各有一条筋脉扛起，大者如臂如筒，小者如指、如笔管、如弦。"

已上五运平气，假如甲己化土而遇辰戌丑未之岁，乙庚化金而遇申酉岁之类是也。太乙天符①如乙酉岁，乙庚化金而遇酉，又上见燥金司天是也。天符②者，如丙戌岁，丙辛化水，上见寒水司天是也。同天符③者，如庚子庚午岁，下临燥金在泉。同岁会④者，如辛丑辛未岁，下临寒水在泉是也。岁会天符，岁会⑤则为平气。

命门太过，其火为顺，此为安吉之兆也。六脉和静，其无相克。

命门不及，主阴痿，阳事衰弱，腰肾疼，小腹急，脐下痛，气短耳重。如洪大脉为三焦盛上壅，涕唾稠黏，小便赤浊，多渴，咽喉肿痛也。

手足三阴三阳用药补泻歌

太阳膀胱少阴肾，苦补咸泻要均认，气寒补兮热泻

① 太乙天府：运气术语，指司天之气、岁运之气和岁支之气在同一年中的会合，在六十年中共有四年，即戊午、乙酉、己丑、己未。就整体而言，在这些年份中，气候变化具有一定的特殊性，据此可以预测或推断某些疾病的好发和流行，为疾病的预防、诊断和治疗提供依据，以下运气术语意义雷同。

② 天府：运气术语，指司天之气与岁运之气五行属性相符合的年份，在六十年中共有十二年。

③ 同天府：运气术语，指岁运太过之气与客气在泉之气相合而同化的年份，在六十年中共有六年。

④ 同岁会：运气术语，指岁运不及之气与客气在泉之气相合而同化的年份，在六十年中共有六年。

⑤ 岁会：运气术语，指岁运之气和岁支之气五行属性同属相会的年份，在六十年中共有八年。

之，此是先师一言定。

阳明大肠太阴肺，酸补辛泻皆须记，气寒补兮湿泻之，用药之时宜仔细。

足阳明胃太阴脾，甘补辛泻谁能知，寒热温凉宜补泻，便须用药从其宜。

太阳小肠少阴心，咸补甘泻须当寻，气热补兮寒用泻，二般调治值千金。

少阳胆兮厥阴肝，补用辛兮泻用咸，气宜温补别无法，请君①仔细莫易看。

此是先贤训经旨，后来学者潜心观。

十二经泻火用药歌

十二经中皆有火，问君何药泻何经？黄连泻心并肝胆，更有柴胡肝胆并，黄柏膀胱知母肾，三焦大肠肺用芩，芍药蠲②脾石膏胃，木通能泄小肠清，三焦正治柴胡的，手足阴阳仔细评。

十二经通经用药歌

小肠膀胱属太阳，藁本羌活是本乡；三焦胆与肝包络，少阳厥阴柴胡强；阳明大肠兼足胃，葛根白芷升麻当；太阴肺脉中焦起，白芷升麻葱白乡；脾经少与肺经

---

① 君：原作"均"，据文义改。
② 蠲（juān 捐）：除去。

异，升麻芍药白芷祥；少阴心经独活主，肾经独活加桂良；通经用此药为使，更有何病到膏肓？

诸经疼痛用药歌

人患风湿对医陈，便将羌活治其因；川芎医脑藁巅顶，芍药用消腹内疼；脐下青皮黄柏好，腰间杜仲是其真；茱萸治心胃草豆，胁用柴胡更绝伦；甘草梢蠲茎里痛，枳壳应消气刺身；血刺疼兮何可疗，惟有当归一味能。

诸经气血用药歌

消痞元①来枳术宜，痞塞用去白陈皮；腹中窄狭施苍术，补气人参可用之；破死血兮桃仁好，活血当归用最奇；更有川芎生补血，玄胡调血甚堪施；木香调气为头药，破滞青皮枳壳宜。

六气用药补泻歌

太阳寒水宜甘热，阳明燥金用苦温，少阴少阳咸寒用，太阴湿土苦热亲，厥阴风木辛凉治，六气之中用较真，不生暴过并苛疾，折郁滋源心要陈。

上中下三部见血用药歌

三部见血如何治？上用防风中用连，下部地榆施活

① 元：原。

法，更加血药同其煎。

三焦湿热用药歌

三焦湿热肿堪怜，上用黄芩中用连，下用草龙①防己柏，要君记用莫迁延。

伤寒三百九十七法歌括（计一十七条）

伤寒三百九十七，仲景相传有消息，痉五湿六暍有三，一十四法俱无方。上阳二十有七法，一十六证原有药，起自桂枝四逆连，余宜临病自斡旋。中太阳兮九十七，六十六证原有术，葛根起接抵当汤，三十一证原无方。下太阳兮五十七，三十九法有药术，陷胸丸与炙草汤，一十七证自推测。阳明六十四证兮，四十四法治无差，调胃承气为头药，麻黄连翘赤豆加，更有无药二十法，临病诊时宜细察。少阳之法止有五，一方小柴宜审委，四证无药要从权，此是半表半在里。太阴②一证有六法，一半有药半无方，起自理中之丸药，后来还有白头汤。少阴更有三十一，有药治疗该③廿三，无药止有八个法，请君用时宜细参。厥阴之法三十二，一十九法有药治，一十三法更无传，请君仔细专心记。霍乱止有八法

---

① 草龙：即草龙胆。
② 太阴：原作"太阳"，据文义改。
③ 该：赅，包括。

该，六法有药不须猜，二法无方探顾求，理中竹叶良可谋。不可汗该一十三，无药无方最艰难，惟有可汗该二法，半有半无宜斟酌，汗后有药该一法。劳复六法俱有药，可吐三法无药方，请君一一宜消详。不可下证有廿三，治法止有一个药，二十二法何处求？请君用意自详察。可下九法俱有方，详证之时用散汤。若是为医能记此，姓名四海尽传扬。伤寒八十一味药，一百十二有名方，除了五丸并八散，九十九个是煎汤。

伤寒得汗法

寅申巳亥一四七，子午卯酉二五八，辰戌丑未三六九，此是病人得汗法。

绝日受病

庚寅辛卯难逃命，甲乙申酉是死乡，丙丁戌亥应难治，壬癸还须巳午亡，更有戊己时四季，来到戌上自为伤。

四绝日得病

春亥夏申，秋巳冬寅，此为四绝，难为病人。

伤寒六经补泻用药

太阳证表未解，下之太早成结胸。阳明证用热药太过，即发黄于遍身，生血斑血衄。少阳证下之早，即两胁痛，吐逆不止。少阴证无汗，即动血、吐血者死，下之早，亡血。太阴证当温其里，如下之太早，心胸满闷，下痢不止。厥阴证下之早，即四肢逆冷，若因生寒，十死一生，不宜冷。

药有六陈

陈皮还须要来年，麻黄百载更堪怜。大黄数载横纹者，不过三年力未全。医家不使新荆芥，木贼从来不用鲜。此是六陈均记取，会者人间作地仙。

又歌曰：茱萸半夏不宜新，枳壳陈皮最要陈，麻黄狼毒年深好，此药名为真六陈。

药有十八反

硫黄本是火之精，焰硝一见冷如冰。水银不得逢砒药，狼毒莫逢密陀僧。巴豆雄黄最为上，忧见牵牛不顺情。川草二乌休用犀，人参莫使近灵芝。官桂善能调理气，若逢石脂便相欺。大凡修合看逆顺，炮炙分明要细知。

又歌曰：大戟芫花并海藻，甘遂四味忌甘草，黎芦不与五参同，芍药细辛并不好，狼毒贝母及瓜蒌，半夏最怕乌头恼。

又歌曰：甘草连心赤，蟾酥怕赤睛，鹿茸怕铜铁，鳖甲去边裙，枳壳除穰隔，桃杏怕双仁，蛇不连头用，干蝎白如银。

卷之四

诊脉法

凡与人诊候，须于平旦寅时，阴气未动，阳气未散，饮食未进，经脉未盛，络脉匀和，气血未乱①，令患人端坐齐整方可看。候脉者，荣卫也。荣者，血也；卫者，气也。血者，标也；气者，本也。人一呼一吸为一息，叔和云：一息四至号平和，更加一至太无疴，是平人之脉也。三迟二败是为不及，六数七极是为太过。凡诊五脏六腑太过不及，皆见于寸口吉凶之法也。左手寸口为人迎，右手寸口为气口，医中最巧以脉为先，虽未通于九道十邪，且要知七表八里。

诊脉下指轻重法

一下指如三豆之重，与皮毛相得者，即是肺部②脉也。

二下指如六豆之重，与血脉相得者，即是心部脉也。

三下指如九豆之重，与肌肉相得者，即是脾部脉也。

四下指如十二豆之重，与筋平者，即是肝部脉也。

---

① 乱：原作"行"，据《素问·脉要精微论篇》改。

② 部：原脱，据下文体例补，下同。《难经·五难》云："初持脉，如三菽之重，与皮毛相得者，肺部也；如六菽之重，与血脉相得者，心部也；……按之至骨，举指来疾者，肾部也。"

五下指如十五豆之重，与骨切重按之者，即是肾部脉也。

脉体标本

或问人身脉息，何物为体？脉者，人身之气血。血者，水也，递相灌溉，循环不息，故名荣卫，以为脉也。荣主血也，血者，心家之所出；卫主气也，气者，腑脏之所生。荣卫二事合为脉体，又名标本。标者，血也，心也；本者，气也，卫也。荣行脉中，卫行脉外，一日一夜，一万三千五百息，脉行五十度周于身，故为脉也。人一呼脉行三寸，一吸脉行三寸，一呼一吸为一息，四至号平和，五至为无病也。

左：寸，心小肠属君火心主血，小肠为受盛之腑；关，肝胆属木肝藏血，胆为清净之腑；尺，肾与膀胱属水肾与膀胱为津液之腑。

右：寸，肺大肠属金肺主气，大肠为传泻行道之腑；关，脾胃属土脾主化，胃者水谷之海；尺，命门三焦属相火。

以上男女皆一定之法，更无改易。

金木水火各一位，惟火何独有二也？盖有君火、相火，故火有二焉。

又曰：男子生于寅。寅，木也；木，阳也，故男子脉盛在关上。关上，阳也。女子生于申。申，金也；金，阴也，故女子脉盛在关下。关下，阴也。

又曰：男子从子左行，三十至已；女子从子①右行，二十至已。故男子三十而娶，女子二十而嫁，故法取于此也。

又曰：三部者，寸关尺也。九候者，浮中沉也。一部凡有三候，三三为九候也。人身亦有三部，上部法天，主膈以上至头之有疾也；中部法人，主膈至脐之有疾也；下部法地，主脐以下至足之有疾也。

三候色脉形

色以候天，脉以候地，形者乃候地之阴阳也。

诊法：经云：三候者，浮中沉也。今三候左寸俱数，必主心经热也，余部仿此。

浮沉迟数四脉

浮者，阳也。指下寻之不足，举之有余，再再寻之，状如太过，曰浮。又主里寒表热。

歌曰：寸浮中风头热痛。又曰：浮而有力为风，浮而无力为虚。

沉者，阴也。指下寻之似有，举之全无，缓度三关，状如烂绵，曰沉。主气胀，两胁手足时冷。

歌曰：寸脉沉兮胸有痰。又曰：沉而有力为积，沉而无力为气。

---

① 子：原脱，据《难经·十九难》补。

迟者，阴也，寒也。诸阴为寒，指下寻之，重手乃得隐隐，曰迟。

又曰：寸口脉迟心上寒。

数者，阳也，热也。诸阳为热，指下寻之，三关通度，按之有余，举指甚数，状若洪弦，法曰数。主风气伏阳，上冲化为狂病。

又曰：紧脉关前头里痛。口寸脉紧，主心下满痛。

又曰：关前为阳，关后为阴。

又曰：人迎紧盛伤于风_{左手关前为人迎}，气口紧盛伤于食_{右手关前为气口}。

又曰：男得女脉为不足_{病在四肢}，女得男脉为太过_{病在内}。

又曰：男子尺脉常不足，女子尺脉常有余。

诊七表脉法

歌曰：浮而指下扰葱叶，芤即中空有两傍，滑体往来常不定，弦如指下弹长竿，紧似琴弦张指下，实认轻轻幅幅①然，洪举按之皆尽满，此名七表腑阳传。

七诊脉

七者三部九候之相失，形气相得者生，三五不调者疾，三部九候皆相失者死。

---

① 幅幅（bìbì 必必）：坚实有力貌。

独大：三部脉出多入少，与太过相似。病主皮肤壮热，喘息上奔，五脏之气壅而并出，不可治。

独小：三部俱沉细。病主四肢微寒，中膈气闭，腹冲两胁气攻刺痛，不可治。

独寒：三部皆沉，沉如烂绵，按不知所在。病主伏阳在内，四肢皆冷，阴包阳也，不可治。

独热：脉皆洪数，惟寸微壅。病主脏腑有热，四肢亦然，与疾相似，但独疾者，骤然也，可治。

独迟：按之三部俱迟。病主气在肤，致有不安。

独疾：寸关急数，尺微虚者为痰。病主口干心躁，鼻塞头痛，感热之深者，不可治。

独陷：脉隐在肌骨者。病主四肢不举，疼痛在骨，阴阳表里一同，可治。

诊八里脉法

一息三①至号为迟，缓脉轻沉来往迟，微似细风吹凤翼，涩若轻刀刮竹皮，轻举即无按却有，伏肉无之骨有之，举按皆虚名曰濡，弱似浮沤近手时。八里属阴为脏脉，叔和分别要均知。

知七表为病法

浮为中风芤失血，滑为吐逆实痢别，弦为拘急紧为

---

① 三：原作"四"，据《脉经》卷一改。

痛，洪为热兮腑易治。

知①八里为病法

微为气痞沉冷气，缓则气结涩血滞，迟为寒兮伏物聚，濡为气虚弱筋痿。

九道脉及论证

阳长：举之有过于本位曰长，病主阳毒在内，三焦积热，坐卧不宁，浑身潮热，足胫疼痛，可汗。

阴短：按之不及本位曰短，病主阴中伏阳，三焦气壅，四体恶寒，宿食不消，可下。

阴虚：按之甚大，无力而迟。病主少力，恍惚惊悸，目昏耳聋，身体烦热，小儿惊风。左为血虚，右为气虚。

阳促：按之极数而时止，并居寸口，退则生，加则死。病主积聚气结于内，气血留滞结促，非恶脉也。

阴结：按之聚之却还，或来或去，大小不足。病主脏腑积聚，气结于内，肠胃疼痛，四肢迷闷。结伏，脏积结浮，腑积。

阴代：按之不动而不来，须臾复动，如有所代而不能自还。病主气衰乱，为必死之脉。女子得之为孕，老者生，少者死四季得之无害，亦主霍乱。

---

① 知：原作"如"，据上下文义改。

阴牢：寻之即无，按之即有，曰牢。病主胸中满促，骨肉疼痛，皮肤红肿，亦为死脉。

阴动：无头无尾，厥厥动摇，大如豆。病主劳倦，遍身疼痛，男血痢，女血崩，为阴阳相搏，阳不胜阴则气乏，阴不胜阳则血尽。

阴细：脉在皮肉，按之如细细线。病主形容瘦瘁，毛发枯槁，胫酸髓冷，泄精少力，秋得之无害。

知九道为病歌

长为壮热短恶寒，虚是多惊促气煎，结为积聚代魂散，牢为骨痛动虚劳，细为体虚九道病，阴阳错乱命难逃。

知十邪为病法

雀啄来疾迟屋漏，胃绝无生死却有，切绳解索时散结，脾死神仙也难救。鱼翔釜沸名伏尸，荣卫断绝魂魄飞，土丸细小弹石大，此证送尸诚可怕。虾游鬼疰曰传尸，偃刀脉至最为怪。凡寸口见雀啄者死，关尺见之犹不妨，虾游解索重病难痊。凡寸口见屋漏不妨，关尺见之重病必死。

诊四季脉法

春怕秋脉夏怕冬，季中春脉忌相逢，秋逢夏脉冬逢季，此候须知总是空①。

论候认病法

弦紧迟微满急寒，浮洪紧数热相兼，濡弱伏沉多气劣，实芤数涩血风煎，虾游解索应难差，屋漏雀啄实难痊，四时但知除此外，其余总是病根源。

论脉体相似

弦紧浑相似，微濡弱一般，缓迟形不异，芤陷体同看，浮洪皆一色，沉伏细详观，若非深造者，分别料应难。

又曰：长与弦相似，短与涩相似，虚与濡相似，洪与紧相似，结与促相似，代与伏相似，牢与沉相似，动与浮相似，细与微相似。

又曰：浮与洪相似，滑与短相似，实与牢相似，数与促相似，濡与弱相似，缓与迟相似，涩与紧相似，伏与动相似，沉与虚相似。

五脏脉逆顺

心脉洪大而散，反见沉濡而滑者，不可治也；肾脉沉

---

① 空：疑为"凶"之误，古代预示不吉征兆，常以"凶"定论，如《医家心法·小儿痘疮》云："绕唇带颊方为吉，额角眉心总是凶。"此段为四时相反脉诀，所指春见秋脉（肺脉）、夏见冬脉（肾脉）、季中见春脉（肝脉）、秋见夏脉（心脉）、冬见季中脉（脾脉），均是与季节相违的凶脉。

濡而滑，反见迟而缓者，亦不可治也；脾脉迟缓而大，反见弦而长者，亦是逆脉也；肝脉弦软而长，反见微沉短涩者，乃为不顺也；肺脉浮短而涩，反见洪大而散者，亦为不可治也。

五脏正经自病

忧愁思虑，则伤于心其证血脉虚少，不能荣养五脏六腑，宜调其荣卫；形寒饮冷，则伤于肺其证皮聚而毛落者，死，可以益其气者也；恚①怒气逆，上而不下，则伤于肝其证筋缓不能自收持，宜缓其中也；饮食劳倦，则伤于脾其证肌肉消瘦，宜调其饮食，适其寒温也；久坐湿地，强力入水，则伤于肾其证骨痿，不能起于床者，死，宜益其精。

脉有六会

太冲脉在足大指下节后二寸半陷中是，太溪脉在足内踝后跟骨上动脉陷中是，神门脉在手掌后兑骨之端陷中是，冲阳脉在足跗上去二寸陷中是，尺泽脉在肘中约纹②动脉是，天府脉去腋肘下身三寸陷中是。

汗下合宣

阳盛阴虚，汗之则愈，下之则死。关前为阳，寸盛而

---

① 恚（huì 会）：原作"燥"，据《难经·四十九难》改。

② 纹：原作"约"，据《普济方·针灸》改，横纹之意，此指肘中横纹。

尺微也。阴盛阳虚，下之则愈，汗之则死。关后为阴，寸微而尺盛也。

通真子宜温汗下歌

弦迟之脉宜温药，紧数之时汗最宜，脉若来弦并小紧，此为可下不须疑。

五邪所见脉

春得秋脉，夏得冬脉，长夏得春脉，秋得夏脉，冬得长夏脉，名曰阴出之阳，病善怒，不治，是谓五邪，皆同命，死不治①。

五脉应象

肝脉弦，心脉钩，脾脉代，肺脉毛，肾脉石，是谓五脏之脉。

经曰：阳盛则促，阴盛则结。

又曰：十二经者，五脏六腑也。十五络者，七表八里十五脉也。一经则一络，余三络者，阴络即女子之命脉，阳络者即男子之命脉，脾之大络者，即十二经之胃气也。

又曰：夫脉者，血之府也。长则气治，短则气病②，

---

① 皆同命，死不治：原作"皆同死，命不治"，据《素问·宣明五气篇》改。

② 病：原作"痛"，据《素问·脉要精微论》改。

数则烦心，大则病进，上盛则气高，下盛则气胀，代则气衰，细则气少，涩则心痛。

又曰：形盛脉细，少气不足以息者危。形气相反，故生气至危；形气相得，谓之可治。今脉气不足，形气有余，证不相扶，故当危也。危者，言其近死，犹有生者也。

又曰：形瘦脉大，胸中多气者死。形气不足，脉气有余，故死。

又曰：胃脉实则胀，虚则泄。脉实者，气有余，故胀满；脉虚者，气不足，故泄利。

脉病相应谓之从，脉病相反谓之逆。尺脉涩滑谓之多汗血涸而阳气尚多，故汗，尺寒脉细阴微即下，言尺气虚少，目裹微肿，如卧蚕之状，曰水水者，阴也，目下亦阴也；腹者，至阴之居也。故水在腹中者必使目下肿也，当用大橘皮汤等药治之。

七方

大、小、缓、急、奇、偶、复。

大方之说有二

病有兼证而邪不专①一，不可以一二味治者，宜君一臣三佐九之大方；病有在身半以下而远者，分两大而数

① 专：原作"传"，据《儒门事亲》卷一改。

少，取其气味专一而不分散也。

小方之说有二

病有在心肺以上而近者，宜分两微而少服，徐徐呷之是也；病有无兼证，邪气专一，可一二味而治者，宜君一臣二之小方。

缓方之说有五

病有在胸膈者，宜甘以缓之，取其甘能恋膈也；有丸以缓之之缓方①，盖比汤散，其气力难化而宣行迟也；有品件群众②之缓方，盖药味众则各不得骋其性，如万病丸，七八十味递相拘制；有无毒治病之缓方，盖性无毒则功自缓矣；有气味薄之缓方，盖气味薄则主于补上，盖补上治上制之以缓，缓则气味薄也。

急方之说有五

心腹暴痛，两阴溲便闭塞不通，病不容候，用备急丹是也；又如中风，牙关紧急，浆水粥不入，用急风散之属；有汤散荡涤之急方，盖汤散比丸剂，取其下咽易散，

① 方：原脱，据《儒门事亲》卷一补。
② 品件群众：此指方剂中药物种类和味数繁多。《古今医统大全》卷之九十四云："有品件群众之缓方，盖药味众则各不得骋其性也，如万病丸七八十味递相拘制也。"群众，比喻众多。《史记·周本纪》云："兽三为群，人三为众。"

而施用速也；有药性有毒之急方，盖有毒则能上涌下泄，可以夺病之大势也；有气味厚之急方，气味厚则直趋于下，而气力不衰也。

奇方之说有二

有独用一物之奇方，即单方是也；有数合阴阳数之奇方，一三五七九，以药味数皆奇也，如君一臣三亦奇数也，故方宜下不宜汗。

偶方之说有三

有两味相配之偶方；有两方①相合之偶方；有数合阴阳之偶方，谓二四六八十也，如君二臣四君臣六皆偶数也，故偶方宜汗不宜下。

复方之说有二

有二方三方相合之复方，如桂枝越婢一汤，如谓调胃承气汤加连翘、薄荷、黄芩、栀子，名凉膈散；又有分两匀剂之复方，如胃风汤各等分均平也。

十剂

宣、通、补、泻、轻、重、滑、涩、燥、湿也。

---

① 方：原作"味"，据《儒门事亲》卷一改。

宣剂

宣者，举世皆以宣为泻剂，然十剂之中已有泻剂，何以又重是？盖宣者升而上也，以君召臣曰宣，义或同此。《内经》曰：高者，因而越之。木郁则达之。岂非宣剂，即所谓涌剂者乎？盖十剂之中独不见涌剂，则宣为涌明矣。

通剂

通者，流通之谓也。前后不得溲便，里急后重，数至圊而不便，凡麻痹①蔚滞②，经遂不开，非通剂莫愈也。

补剂

补者，五脏各有补泻。肝实泻心，肺虚补肾。经曰：东方实，西方虚，泻南方，补北方。大率虚有六：表虚、里虚、上虚、下虚、阴虚、阳虚。设阳虚补以附子，阴虚补以大黄、芒硝。今人往往以热为补，以寒为泻，讹非一日，岂知酸苦辛甘咸各补其脏。《内经》曰：精不足者，补之以味。善补者，病去而进之以谷肉食者，真得补法也。

---

① 麻痹：《儒门事亲》卷一作"痹麻"。
② 蔚（yù 预）滞：郁滞。蔚，通"郁"，郁结之意。

泻剂

经曰：实则泻之。实者，乃邪气之作实也。诸痛为实，痛随利减。又曰：中满者，泻之于内。大黄、牵牛、甘遂、芒硝、巴豆之属皆泻剂也。惟巴豆其性燥热，不可不慎！恐留毒致生他证，纵不得已而用之，必须制①其毒。今人往往以巴豆热而不畏，以大黄寒而反畏，庸不知所谓泻者哉！

轻剂

风寒之邪，始自表入，头痛身热，腰脊强。《内经》曰：宜轻剂以扬之。《本草》曰：轻可去实。宜麻黄、葛根、升麻之属是也。

重剂

久病咳嗽，涎潮于上，咽喉不利，形羸不可峻攻。其药则以朱砂、水银、沉香、水石、黄丹之属，以其体重能镇缒。《内经》曰：重者减之，贵其渐也。

滑剂

《周礼》曰：滑以养窍。大便燥结，小便淋涩，皆宜

---

① 制：原作"致"，据《儒门事亲》卷一改。

滑剂。燥结者，麻仁、郁李仁之类；淋涩者，葵子、滑石之类。其有前后不通，两阴俱闭，名曰三焦约，宜先以滑剂润①养其燥，然后攻之则无失矣。

涩剂

寝汗不已，涩以麻黄根、防己、牡蛎；滑泄不已，涩以豆蔻、白矾、木贼、乌鱼骨、粟壳。凡酸味亦同乎涩。喘嗽不已，齑②汁、乌梅、宁肺膏皆酸而涩也。然此数种，当论其本，以去其邪，不可专以涩为万全也。

燥剂

积寒久冷，食已不饥，吐利腥秽，屈伸不便，上下所出水液澄澈清冷，此为大寒之故。宜干姜、良姜、附子、胡椒辈以燥之。然非积寒之病不可用，用不对证，变为血泄血溢、大枯大涸、溲便癃闭、聋瞽③痿弱。若曰病湿者，则以白术、陈皮、木香、防己、苍术皆能除湿，亦燥之。平剂若黄连、黄柏、栀子、大黄之苦皆能燥湿，此《内经》之本旨也，与世相违久矣。呜呼！岂独姜、附之专方为燥剂乎？

---

① 润：原作"表"，据《儒门事亲》卷一改。
② 齑（jī 鸡）：捣碎的姜、蒜、韭菜等。
③ 瞽（gǔ 鼓）：瞎，失明。

湿剂

湿与滑相类，其间少有不同。《内经》曰：辛以润之。盖辛能走气，能化液者也。芒硝性虽咸，本属真阴之水，诚濡枯之上药也，人有枯渴皱揭之病，非独金化为然，盖有火以乘之，非湿剂莫能愈也。

校注后记

一、作者生平考

周礼，字正伦，号梅屋老人，明代番易（今江西鄱阳）人。其生卒年代不详，但根据永乐年间任正八品迪功郎良医所良医正，及其暮年（1415年春）才撰成《医学碎金》四卷，而此前行医已三四十年，由明太祖朱元璋开国洪武元年至明永乐十三年（1415），共48年，按行医年龄和行医时间保守的50年推算，其出生应在元代至正年间。关于番易的地名，东汉时期，将番易左右加"阝"旁，于是称作鄱阳，位于江西北部。

历代中医书目中查到同名周礼有三人，均为明代人：一者，字正伦，号梅屋老人，撰《医学碎金》四卷（1415年），为本书作者。二者，字半山，撰《医圣阶梯》十卷（1573年）。此二人著述均见于薛清录主编的《中国中医古籍总目》（上海辞书出版社2007年出版）中，《中国医籍考》中也有收载。三者，字德恭（1457—1525），号静轩先生，余杭人，以著述为业，著有《通鉴外记论断》（1495年）等，详见郭霭春主编的《中国分省医籍考·杭州府志》（天津科学技术出版社1987年出版）。后二人与本书无关。

周氏幼习儒书，长究医业，浪迹江湖间三四十年，探考《灵》《素》，绎络群方，未尝敢怠，遇有名医，辄往请益，得其方书之善者，则拜受钞录，惟恐有失。周氏暮年在任良医正的官位期间，为报皇恩教授诸生，又考虑初习医者，一时难以登堂，遂取《素问》《难经》与历代名医书，撷其精要，并附己见，撰成《医学碎金》四卷，故此书可代表他一生研习医学之精要。周氏习医主张深究经典，尤其强调精研《内经》，认为舍经盲从，为害匪浅："医之本，原出于经，苟舍经而他求，其害岂可胜言?"（《医学碎金·序》）

二、版本源流和校注问题

（一）版本源流

《医学碎金》四卷，现存最早的版本为明万历二十年（1592）虎林胡氏文会堂刻本，即胡文焕校刻本。

胡文焕，明代儒医，字德甫，号全庵，一号抱琴居士，钱塘人（今浙江杭州人）。通诗文、音乐，兼通医学。曾编印过大型综合性《格致丛书》，辑校有《寿养丛书》等。由于胡氏校刊的书籍，一般都刻版精良、内容翔实，且印数很少，故多受后人推崇。

此刻本现馆藏于中国中医科学院图书馆、上海中医药大学图书馆及山东省图书馆三处。其刻版精良、内容翔实。该版本特征为高 19.5cm，宽 13cm，半页 10 行，每行 20 字，左右双边，单栏，白口，双鱼尾，竹纸，线装，无扉页，无牌记，刻工姓名不详。仅有序文和正文，内无目录及跋。正文各卷卷端题名为"新刻医学碎金"。三处藏书内容及版式一致，属于同一个版本。中国中医科学院图书馆与上海中医药大学图书馆对该书进行了重新装裱，书品较好。山东省图书馆将该书与他书合并成册，名《医书五种·明胡文焕辑》，未独立装订，书品较差。

清代时，出现了手抄本《寿养丛书》，内含《医学碎金》，经考证，系清人据明万历虎林胡氏文会堂刻本抄录而成，唯手抄者名字不详，生平不明。

1989年中医古籍出版社出版了由傅景华重编的《寿养丛书》，此丛书共三十二种六十四卷，全六册，其中收录的《医学碎金》便是清人据文会堂版手抄本的影印本，16开，整页放大，10行/页，19字/行，无版框，竖排。

1997年中国中医药出版社出版的由李经纬、傅芳等点校的《寿养丛书全集》共三十四种六十八卷，全一册，其中第二十三种收录了《医学碎金》。该书16开，简体，横排。

本书版本流传次序为：明万历初刻本→清抄本→中医古籍出版社手抄本之影印本→中国中医药出版社之全集本。

（二）校注问题

本次校注以明万历二十年（1592）虎林胡氏文会堂刻本为底本；清人手抄本及其影印本与胡氏文会堂刻本并无出入，不能充当校本使用；横排本《寿养丛书全集·医学碎金》因凝聚了重编者的校注成果，故选定为主校本；参校的著作则有《素问》《灵枢》《难经》《黄帝内经太素》

《圣济总录》《儒门事亲》《医经小学》《普济方》等。

按照《中医药古籍整理细则》的要求，异体字、俗写字、古字统一改为通行字，由于书中未出现俗写字、古字，故校勘时只对出现较多的异体字作了径改。避讳字虽然少见，亦按细则出注，如《医学碎金》卷之三"祛风圆"的"圆"：圆：即"丸"，宋人为避宋钦宗赵桓名讳，改"丸"为"圆"。

校注中有的有书证，有的无书证，其取舍主要依据书证繁简，若过于繁琐，则予以删除，如《医学碎金·序》中"切"的原有注释是：切：通"窃"，表示自己的谦词，常与自称谦词"愚"合用，如同是论脾约，《医术》卷四云："愚切有疑焉：既曰约，脾弱不能运也……"《古今医统大全》卷之六十九则云："愚窃有疑，何者？既曰约，脾弱不能运也……""如同是论脾约"之后部分虽然佐证了"切"与"窃"之间可以通用，但言过于繁，定稿时即予删除。

本书行文有时严密紧凑，有时过于松散，本次校注作了较多调整，使全书体例趋于一致，如卷之一"五败之疾"一节，共计五句："面肿苍黑，谓之肝败"、"手掌肿无纹，谓之心败"、"唇反黑色无纹理，谓之肺败"、"阴肿茎不起，谓之肾败"、"脐肿鼓胀满，谓之脾败"，原书将此五句分列段落，共计五段，校注后以分号连接，转为一段，形成一体。

三、学术思想及对后世的影响

（一）广涉医书，浓缩精华

周氏涉猎极广，采摘颇精，日积月累，参与己见，形成了本书。所涉医书，上至《内经》《难经》，下至《儒门事亲》《医经小学》，诸凡语句经典、用词精炼、对仗押韵、朗朗上口者，无不一一加以采集，如《儒门事亲》之"标本中气歌"，七字一句，八句成律，七八五十六字，全盘照录；而对论述虽详、词语过多、不便诵记者，常能做到去粗取精、浓缩精华，如《难经·五十六难》论五脏之积洋洋洒洒五百余字，本书经提炼加工，文字则不足二百："肝之积，名曰肥气，在左胁下，如覆杯，有头足，久不愈，令人发咳逆，痎疟，连岁不已。心之积，名曰伏梁，起脐上，大如臂，上至心下，久不愈，令人病烦心。脾之积，名曰痞气，在胃脘，覆大如盘，久不愈，令人四肢不收，发黄疸。肺之积，名曰息贲，在右胁下，覆大如杯，久不已，令人洒淅寒热，喘咳，发肺痈。肾之积，名曰贲豚，发于少腹，上至心下，若豚状，或上或下无时，久不已，令人喘逆，骨痿少气。"这种轻重有别、取舍得当的采录方式，从另一个侧面反映出周氏厚实的医学功底。

（二）辨证寻因，治病求本

辨证论治是中医有别于西医的治病特色，它将望、闻、问、切所收集到的资料，通过分析、综合，辨清疾病的原因、性质、部位，以及邪正之间的关系，然后进行有针对性的治疗，虽然周氏在辨治过程中对各个方面都颇为关注，但对致病原因追究尤为重视，书中引述《圣济总录》治神篇的中心内容，专门为其设立"治病举纲论"一节，用以展示审因论治的重要地位，如治女子闭经，不必强行其血，心气不通者，通其心气即成："且如女子不月，血滞之病也，原其本得之于心气不下通也，不治其血，而通其心可也。"又治惊悸不必囿于镇惊一法，若是心气不足，和其心气即可："且如劳极惊悸者，过伤也，劳于心，气不足，使心气内和，则精神莫得而动也。"此外，隔塞闷绝气窒等病，若由情志因素引致者，不必治气，改用劝导之法释其忧虑，也可不药而愈。

（三）针灸在先，用药居后

中药多需煎煮，丸药又嫌过缓，在中医治疗众多病证时，使用针灸省时省力，特别是在某些特殊病种的治疗上，能显示出卓越的疗效。周氏在多年的临床诊治上，对此认识颇深，行文中处处反映出针灸在先、用药居后的理念，如在讨论"五形志治法"时说："形乐志苦，病生于脉，治之以灸刺；形乐志乐，病生于内，治之以针石。"又如在"五泄皆有所受"中论述胃泄、脾泄、大肠泄、小肠泄、大瘕泄之证候后，专门列出大瘕泄下痢赤白的灸治方法："下痢赤白者，灸小肠俞是也，穴在十六椎下两傍各一寸五分，累验。"此选穴虽与《针灸大成》"白痢灸大肠俞，赤痢灸小肠俞"有所不同，实体现了周氏化繁为简、执简驭繁的独特临证经验。

总之，《医学碎金》作为周氏的晚年总结之作，可代表其学术思想。全书著录以歌诀为主，便于诵读，内容涉及孕育胚胎、脏腑生理、病因病机、运气脉证、本草方药等诸多方面，是一部医学入门书。唯内容有深有浅，其间常附己见，或与经文有所出入，故阅读时要留意异同，领悟旨意，才能学有所获。

总 书 目

I

本　草